12 ATITUDES
PARA VIVER
FELIZ E
EM **EQUILÍBRIO**
COM
SEU PESO

Dra. MEIRA SOUZA

Especialista em tratamento da dor e construção da saúde

12 ATITUDES PARA VIVER FELIZ E EM EQUILÍBRIO COM SEU PESO

VESTÍGIO

Copyright © 2022 Meira Souza

Todos os direitos reservados pela Editora Vestígio. Nenhuma parte desta publicação poderá ser reproduzida, seja por meios mecânicos, eletrônicos, seja via cópia xerográfica, sem a autorização prévia da Editora.

DIREÇÃO EDITORIAL
Arnaud Vin

EDITORA RESPONSÁVEL
Bia Nunes de Sousa

PREPARAÇÃO DE TEXTO
Samira Vilela

REVISÃO
Marina Guedes

CAPA
Diogo Droschi
(sobre imagem de Bohdan Populov/Shutterstock)

DIAGRAMAÇÃO
Guilherme Fagundes

Dados Internacionais de Catalogação na Publicação (CIP)
Câmara Brasileira do Livro, SP, Brasil

Souza, Meira
　　12 atitudes para viver feliz e em equilíbrio com seu peso / Meira Souza. -- São Paulo : Vestígio, 2022.

　　ISBN 978-65-86551-59-4

　　1. Alimentação saudável 2. Autoconhecimento 3. Emagrecimento 4. Hábitos alimentares 5. Perda de peso 6. Qualidade de vida 7. Saúde - Promoção I. Título.

21-84423　　　　　　　　　　　　　　　CDD-613.25

Índices para catálogo sistemático:
1. Emagrecimento : Dietas : Promoção da saúde 613.25
Cibele Maria Dias - Bibliotecária - CRB-8/9427

A **VESTÍGIO** É UMA EDITORA DO **GRUPO AUTÊNTICA** ©

São Paulo
Av. Paulista, 2.073 . Conjunto Nacional
Horsa I . Sala 309 . Cerqueira César
01311-940 São Paulo . SP
Tel.: (55 11) 3034 4468

Belo Horizonte
Rua Carlos Turner, 420
Silveira . 31140-520
Belo Horizonte . MG
Tel.: (55 31) 3465 4500

www.editoravestigio.com.br
SAC: atendimentoleitor@grupoautentica.com.br

SUMÁRIO

7   *Prefácio*

11   CAPÍTULO 1
       Um passo na direção certa é melhor do que
       vários passos sem direção

27   CAPÍTULO 2
       A falta que nosso corpo guarda não precisa ser eterna

49   CAPÍTULO 3
       Eduque-se para fazer boas escolhas

67   CAPÍTULO 4
       Mastigar é preciso

79   CAPÍTULO 5
       O que o seu intestino revela

95   CAPÍTULO 6
       Barriga: muito mais do que uma questão estética

109   CAPÍTULO 7
       A calma que você pode construir

123   CAPÍTULO 8
       Você sabe respirar?

137   CAPÍTULO 9
       Um ciclo infinito: a complexa relação entre peso e sono

151   CAPÍTULO 10
       "A condição natural dos corpos não é o repouso,
       mas o movimento"

169   CAPÍTULO 11
       O modismo passa, você permanece:
       invista em processos sustentáveis

205   CAPÍTULO 12
       Celebre sua nova versão

215   *Informações complementares*

221   *Agradecimentos*

222   *Referências*

PREFÁCIO

Este não é um livro de mágica. Não ensino feitiços ou simpatias para emagrecer. Você não encontrará aqui nenhum atalho, nem algo que te transforme em outra pessoa da noite para o dia.

Se tenho a liberdade de ser direta – e, sendo este o meu prefácio, creio que tenho –, eu não acredito em mágica; acredito em conexões. Percebo o corpo como um mecanismo complexo e extraordinário que só funciona porque seus elementos estão interligados, porque sabe se comunicar com cada um deles com uma eficiência de causar inveja em qualquer terapeuta.

Minha trajetória como médica me trouxe muitos questionamentos e aprendizados. Hoje, me percebo tão diferente daquela jovem que se especializou em anestesiologia e que pensava que encontrar a solução dos problemas do corpo passava pelo cuidado de partes fragmentadas de maneira isolada.

O episódio que mais marcou essa mudança no meu modo de pensar ocorreu enquanto atendia uma paciente muito querida, que chamarei de Ângela.

Antes de conhecer Ângela, minha trajetória como médica caminhava em direção ao tratamento e à prevenção da dor – dois pontos ainda fundamentais no meu trabalho. Ângela não me procurou para perder peso: quando chegou ao consultório, sua queixa era uma forte dor na coluna, e foi isso que tratamos. Até que, durante uma das consultas, ela me fez o seguinte questionamento:

– Dra. Meira, eu já perdi oito quilos durante o tratamento. Meus amigos estão notando, mas não posso dizer a eles o que é porque também não sei o motivo de estar emagrecendo. Você pode me dizer?

Eu sorri antes de responder. Era mesmo visível que ela havia perdido peso, embora nada em seu tratamento tivesse esse objetivo.

– Diga aos seus amigos que você está se tornando mais saudável.

Ângela me agradeceu e disse que de fato estava se sentindo bem melhor, mas não conseguia entender o que realmente estava fazendo com que emagrecesse. Seria a acupuntura? Os fitoterápicos? Ou porque havia substituído os lanches rápidos por refeições completas?

O diálogo prosseguiu, e eu não sabia, ou melhor, não podia apontar uma única causa para aquele resultado. A verdade era que o cuidado com a saúde e a grande mudança em seu estilo de vida para aliviar as dores haviam sido os grandes responsáveis.

E ela não foi a única, nem mesmo a primeira, a observar uma redução de peso durante o tratamento. Mas foi naquele momento que eu percebi o quanto os anos de estudo dedicados a melhorar a qualidade de vida dos meus pacientes havia me capacitado para tratar seus corpos integralmente. Era o contrário do que tinha aprendido na faculdade, onde ensinava-se a dividir o corpo por áreas e a tratá-las individualmente.

Para mudar essa mentalidade, busquei especializações em diversas áreas da medicina. Atuo como profissional da saúde há mais de 28 anos, e em nenhum momento escolhi pautar o emagrecimento. Mesmo assim, isso se tornou uma parte significativa do meu trabalho.

É curioso pensar que algo que a sociedade se esforça tanto para obter foi alcançado quase por acaso durante o tratamento dos meus pacientes.

Quase por acaso, porque houve trabalho.

A sociedade foi habituada a encarar a redução de peso como um processo que exige ações isoladas, e é isso que pretendo desconstruir ao longo deste livro.

Profissionais da saúde, a indústria farmacêutica e até os próprios pacientes procuram algo que possa ser reproduzido em larga escala, que resolva a questão do sobrepeso de todos de maneira generalizada e passiva. No entanto, esses processos de emagrecimento rápido são extremamente lesivos e pouco sustentáveis, sendo muito mais comuns os casos em que o indivíduo volta ao peso original do que aqueles em que sustenta sua nova estrutura.

O retorno ao antigo peso é frustrante, sofrido, e são inúmeras as consequências negativas desses tratamentos, que podem variar de tonturas a fraturas na coluna por falta de cálcio, para citar apenas alguns exemplos.

Muitos tentarão convencer você de que essa solução mágica existe, mas, como te disse, eu não acredito em mágica.

Os vários métodos de emagrecimento que não respeitam as necessidades individuais, que ignoram histórias, singularidades, metas e pontos de partida, são tão ou mais deletérios do que o sobrepeso. Eles tornam os indivíduos vulneráveis, expondo-os a inúmeras ameaças externas, sejam elas físicas ou emocionais.

Nosso corpo é, por natureza, uma estrutura perfeita. Com o passar dos anos e dependendo do contexto em que vivemos, abdicamos de nossas potencialidades naturais para priorizar demandas sociais como trabalho, relacionamentos, estudos, família... Tudo isso é importante, mas é necessário ter equilíbrio e um grande senso de autocuidado para navegar por essas demandas sem negligenciar os cuidados com o corpo.

São esses cuidados que você vai aprender comigo.

Como já vimos, o corpo deve ser percebido em sua totalidade, mas, para facilitar a compreensão e o reconhecimento do que necessita de intervenção, compartimentei as áreas da vida em cinco pilares fundamentais: a **RESPIRAÇÃO**, a **ALIMENTAÇÃO**, a **POSTURA**, o **PENSAMENTO** e o **SONO**. Quando essas áreas estão alinhadas, temos indivíduos saudáveis e no peso ideal.

Não farei aqui um culto à estética ou à padronização dos corpos; o peso ideal é aquele que te proporciona saúde e bem-estar.

O conhecimento que você irá adquirir nessa jornada lhe trará liberdade para alcançar o corpo que desejar, de maneira sadia e duradoura.

A medicina não é sobre milagres, e os profissionais da saúde não têm habilidades extraordinárias para mudar a vida das pessoas. O que farei neste livro é fornecer os recursos necessários para ajudar você a transformar seu estilo de vida, mas esse é um caminho que apenas os seus pés serão capazes de percorrer.

Não será uma caminhada fácil ou um passeio agradável: você precisará de determinação e força de vontade para chegar ao destino escolhido.

Nos próximos capítulos, você encontrará todas as ferramentas para traçar a sua nova versão, que será esculpida por quem mais pode te conhecer: você mesmo. Não trate este livro como uma leitura comum, mas como uma companhia. Leia-o devagar, delicie-se ao redescobrir tudo aquilo que o seu corpo é capaz de alcançar.

Estou feliz de ter você aqui. Vamos, juntos, começar a sua nova história.

CAPÍTULO 1

Um passo na direção certa é melhor do que vários passos sem direção

Nossa vida é repleta de começos. Assim como eu, enquanto escrevo este livro, você está diante de um deles: a possibilidade de começar uma vida plena.

Débora, por outro lado, está com dificuldades para recomeçar. Está a mais uma noite sem dormir, a voz de seu chefe ressoando em sua cabeça.

Você se dá tão bem com os pais dos alunos, por que não assume o cargo de analista de sistemas?

A verdade é que ela não sabia a resposta. Trabalhava na escola há 18 anos, mas algo sempre lhe dizia que não estava pronta – os alunos pareciam rebeldes demais, e os pais, mais ainda.

Não era a primeira vez que ela recusava o cargo. Sendo sincera, já havia perdido a conta de quantas vezes ele lhe fora oferecido. Débora entendia por que a viam como a candidata ideal: era a professora mais antiga da escola, a mais experiente, um rosto conhecido para os pais. Ainda assim, outros professores sempre pareciam desejar mais aquela função e o consequente aumento de salário.

Seria egoísta aceitar uma posição que outros desejam mais, ela pensou antes de finalmente fechar os olhos e dormir.

Ao acordar, sentiu uma leve dor de cabeça, um pouco de tontura, e apressou-se em comer alguma coisa. O pão na chapa com manteiga e a xícara de café pareciam ainda mais gostosos quando levavam embora aquela dorzinha chata que há alguns dias havia começado a perturbá-la pelas manhãs.

– Bom dia, querida. – Seu marido se aproximou e lhe deu um beijo na cabeça antes de sair para correr. Estava muito cedo, mal era possível ver o sol, e Débora sorriu, admirada com a disciplina de seu companheiro.

Ela tomou um banho, ainda sonolenta, e começou a se arrumar. Foi quando encarou seu corpo no espelho e uma sensação estranha a invadiu. Débora nunca fora vaidosa, o que considerava uma qualidade. Na época da escola, dedicava-se com afinco aos estudos, e conheceu o marido, um rapaz atraente, que chamava a atenção das garotas, ajudando-o em matemática. Ultimamente, no entanto, sentia-se mal ao se olhar no espelho e perceber como os anos não haviam sido gentis com seu corpo.

Ainda cansada, Débora foi acordar o filho, que disse estar se sentindo mal.

– Filho, já é a terceira vez só esse mês que você vai precisar faltar à aula. Não acha que consegue ir hoje?

O garoto de 11 anos respondeu que não, mas ele só podia estar exagerando. *Nem todas as crianças gostam de ir à escola, certo?*, ela concluiu antes de olhar o relógio e se dar conta de que já passava da sua hora. Prometeu ao filho que o levaria ao hospital à tarde, pois precisava trabalhar.

Como consigo me atrasar acordando tão cedo?, ela se perguntava todos os dias.

Com muita pressa, conseguiu separar uma porção de cereal matinal para o filho, levando o restante da caixa consigo.

O marido chegou quando ela estava saindo.

– Não quer levar uma pera, amor? Está uma delícia. – Ela olhou feio para ele; frutas nunca tinham sido seu forte. Sabia que devia comê-las, mas toda a experiência era incômoda: a textura, o sabor, o sumo que soltavam. Débora quase se contorcia só de imaginar.

– Não, obrigada, já preparei meu lanche – respondeu ela, correndo em direção ao carro.

Passei minha vida inteira sem comer frutas, não é hoje que vou mudar isso, concluiu enquanto saía da garagem.

No caminho para a escola, Débora precisou parar em uma farmácia. Sofria com fortes cólicas menstruais desde a adolescência, e às vezes até optava por emendar as cartelas do anticoncepcional para evitar que a menstruação descesse.

– Vou levar duas caixas desse, por favor – ela disse ao atendente, apontando para o remédio mais forte que encontrou.

De volta ao carro, seguiu apressada para a escola, dando algumas beliscadas em seu cereal no caminho.

A manhã de Débora seria cheia, sem pausas até o almoço. Por volta de seu terceiro horário de aula, porém, ela recebeu uma ligação.

– Olá, tudo bem? – Ela reconheceu a voz quase de imediato: era a enfermeira da escola do filho. Antes que a mulher continuasse, ela começou a tremer, sentindo-se tonta. – O João Pedro teve um episódio de desmaio aqui na escola. Já está tudo bem, mas sugiro que você o leve ao hospital. Ele parece estar com amigdalite, seria uma boa ideia olhar isso.

– Tudo bem... – respondeu Débora, com as mãos tremendo. – Estou a caminho.

Antes de sair, passou na sala do supervisor para informar o ocorrido.

– Tem certeza de que quer ir sozinha? Você está pálida, não me parece muito bem.

– Só estou preocupada, e com um pouco de fome. – Seus cereais já tinham acabado, então ela fez uma anotação mental para lembrar de comer no caminho.

Débora entrou no carro às pressas e passou no *drive-thru* mais próximo. Ao colocar o hambúrguer na boca, já se sentiu melhor, mas teve que se segurar para não cuspir: o pão estava cheio de gergelim, e eles não haviam retirado o tomate, como ela tinha pedido.

Ela parou no semáforo e rapidamente retirou os tomates.

Não tenho tempo de tirar o gergelim, vou ter que fazer um esforço, pensou enquanto via o sinal mudar do vermelho para o verde.

Quando finalmente chegou à escola, o filho a aguardava na portaria. Ele parecia abatido e cansado.

Não sei de onde ele tira tanta fadiga. Crianças deveriam ter mais energia.

▶ A HISTÓRIA DA ALIMENTAÇÃO HUMANA

Nossa relação com os alimentos nunca foi tão desafiadora. Se antes a principal causa da desnutrição era a escassez de alimentos, hoje enfrentamos, também, a desnutrição causada pelo excesso de alimentos desqualificados, que desnutrem ao invés nutrir.

Nos primórdios da humanidade, éramos essencialmente nômades, ou seja, migrávamos de uma região para outra quando os alimentos se tornavam escassos. A necessidade de ir em busca de provisões fazia com que os indivíduos estivessem em constante movimento. Movimento é exercício físico, que resulta em gasto calórico.

Seguindo na linha evolutiva, chegamos à agricultura, que nos permitiu fixar morada por mais tempo e, consequentemente, acumular mais gordura. Ainda assim, todo o trabalho de plantio e colheita era feito manualmente, e a produção não permitia exageros, visto que ainda não havia muitas maneiras de estocar e preservar os alimentos. Nessa fase, os alimentos eram consumidos na forma integral e eram ricos em fibras, vitaminas e minerais.

A terceira fase crucial para compreendermos como nossa relação com os alimentos tem sido moldada foi a Revolução Industrial, que promoveu, a partir do desenvolvimento de conservantes e outras tecnologias, a possibilidade de preservar alimentos por meses ou mesmo anos. Resolvida a questão do armazenamento, passamos a produzir mais comida e a distribuí-la em uma velocidade nunca antes vista. Mas o impacto da industrialização sobre a qualidade desses alimentos foi devastador.

O processo de refinamento decorrente da mecanização do trabalho e da padronização dos produtos eliminou grande parte de suas fibras, vitaminas e minerais, transformando-os em massas vazias capazes de encher a barriga, mas não de nutrir o corpo. Diferentemente de frutas e verduras naturais, alimentos processados têm sempre o mesmo sabor, a mesma textura: podemos comprar o mesmo produto cem vezes, em estabelecimentos diversos, e ele ainda será igual.

> A **EXPANSÃO DA INDÚSTRIA** gerou um mercado de alimentos extremamente **COMPETITIVO**, empenhado em tornar seus produtos cada vez mais macios, mais suculentos. Mais **LONGE DO NATURAL** e mais **PRÓXIMOS DO ARTIFICIAL**, pois assim é possível padronizá-los ao máximo.

Esse processo é considerado um refinamento cultural. O consumo de alimentos processados exige esforço mínimo, pois, graças aos realçadores de sabor, presentes aos montes nesses produtos, a sensação de prazer provocada pela ingestão chega rapidamente ao cérebro. E tudo isso, é claro, tem um alto fator viciante.

Mas demorou um tempo até que a sociedade começasse a entender como essa queda na qualidade dos alimentos realmente afeta o corpo. Um bom exemplo é o que aconteceu com a personagem Débora, que, alimentando-se mal na correria cotidiana, passou a sentir dores de cabeça e tontura pelas manhãs. E quanto ao seu filho, João Pedro, falaremos dele no Capítulo 2.

Isso acontece porque os alimentos consumidos por Débora são compostos principalmente de carboidratos e açúcares, que se transformam muito depressa em glicose. Para compensar esse aumento exagerado, o pâncreas produz mais insulina, fazendo com que a glicose seja rapidamente absorvida e provocando ainda mais fome.

O excesso de insulina irá afetar o organismo como um todo. O processo ocorre da seguinte forma:

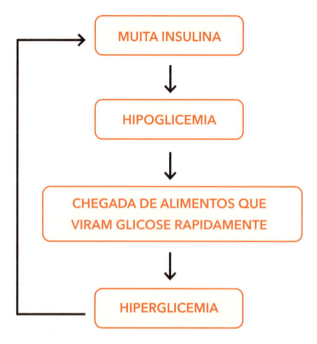

Se esse ciclo alimentar se repetir por muito tempo, o pâncreas ficará sobrecarregado e começará a fabricar grandes quantidades de insulina. Essa sobrecarga tem um preço: a insulina perde qualidade e deixa de ser reconhecida por seus receptores. Ou seja, mesmo produzindo grandes quantidades de insulina, o indivíduo permanece com a glicemia alta (excesso de glicose no sangue), e seu pâncreas continua sobrecarregado. Essa condição é conhecida como resistência insulínica, que levará à síndrome metabólica, podendo chegar ao esgotamento que resulta em diabetes.

Sintomas frequentes desse estresse pancreático são dores de cabeça, enxaquecas, vertigens, ovário policístico, endometriose, falta de concentração e inchaços.

Alimentos processados estão por toda parte. Não é possível fingir que eles não existem ou que não são gostosos, mesmo cientes de que o nosso corpo tem fome é de nutrientes. Quanto mais pobre em nutrientes for a alimentação, mais o corpo tentará suprir essa necessidade, e fará isso pedindo mais comida. Aumenta-se então o consumo calórico, o que não significa que a pessoa está se nutrindo mais e melhor.

Vou contar a história de outra paciente que ilustra bem essa situação. Irei chamá-la de Clara.

Clara estava em acompanhamento nutricional porque sua saúde não ia bem. Além de estar acima do peso, vivia com um diagnóstico de fibromialgia, uma síndrome reumatológica que afeta a musculatura, causando dores em todo o corpo.

Chocolate era seu ponto fraco. Então, decidiu que não comeria mais chocolate até atingir o peso ideal.

Estava determinada, até que chegou seu período pré-menstrual. Clara quase enlouqueceu. Sofria de TPM, e nesse período sentia-se mais vulnerável.

Ela ligou para a nutricionista e falou sobre sua dificuldade de se manter distante do doce.

— Coma chocolate com 90% cacau — a médica recomendou.

Mesmo nunca tendo provado, Clara aceitou o conselho e comprou uma barra. Estava muito entusiasmada, mas, ao dar a primeira mordida, suas expectativas foram cruelmente frustradas: o sabor não se parecia em nada com o que ela estava esperando.

Quando nos encontramos em meu consultório, ela estava angustiada e revoltada. Sentia-se absolutamente incapaz de modificar seus hábitos, algo muito comum entre pessoas que se propõem a fazer mudanças súbitas em seu estilo de vida.

Queria fazer novos exames; já não percebia melhoras na saúde nem redução visível de peso. Se os exames também não mostrassem resultados, ela cogitaria uma intervenção cirúrgica.

Neste ponto da história, vale falarmos um pouco mais sobre a vida de Clara.

Desde pequena, Clara nunca havia se alimentado bem. Tinha sido diagnosticada com fibromialgia há mais de oito anos, e decidira mudar seus hábitos havia dois meses.

Apesar de parecer um tempo curto, é necessário entender que cada dia praticando novos hábitos é um dia desafiador, e quando os movimentos são muito radicais, é comum que o indivíduo se frustre.

Esse é um momento muito delicado no tratamento, pois a paciente está na iminência de desistir. Logo, se o profissional da saúde em questão não for habilidoso em sua fala, pode acabar perdendo-a para procedimentos mais invasivos, como cirurgias bariátricas e lipoaspirações.

Escolhi dividir essa história com você porque, às vezes, o "ótimo" é inimigo do "bom".

Depois de ouvir a paciente, fiz o possível para acolhê-la e perguntei de qual chocolate ela mais gostava.

– Ao leite – ela respondeu, quase envergonhada.

– O mundo não vai acabar se você comer seu chocolate preferido de vez em quando – expliquei carinhosamente. – Você passou por muitas mudanças para chegar aqui, e independentemente do resultado dos exames, você sabe que elas estão sendo positivas para a sua vida. Permita-se ficar feliz com isso. Você está sendo muito valente. Mudar hábitos é uma tarefa desafiadora, e muitas vezes é preciso recuar um passo para não perder toda a caminhada.

Clara ouviu minhas sugestões e saiu do consultório mais calma.

Duas semanas depois, nos encontramos novamente. Ela me disse que naquele mesmo dia comprou uma barra de 200 gramas, como costumava fazer antes. Comeu logo após o almoço, devagarinho, sem culpa, exatamente como eu havia sugerido. Disse também, para a minha felicidade, que tinha ficado satisfeita antes de chegar à metade.

Com a confiança restabelecida, Clara optou por continuar o tratamento. Estava leve e não pensava mais em desistir, e já conseguia me relatar algumas melhoras.

Às vezes, quando um alimento é proibido, ele se torna ainda mais sedutor. Há uma explicação bioquímica para esse fenômeno.

Helen Fisher, escritora e socióloga norte-americana, esclarece o tema com maestria ao falar sobre a bioquímica do amor. Fisher[1] afirma que quanto mais inacessível uma pessoa se mostra, quanto mais difícil for o processo da conquista, mais ela se torna interessante. Isso acontece porque, ao nos depararmos com um objeto de desejo, o corpo libera adrenalina, hormônio responsável por nos fazer sentir

---

[1] Para uma leitura mais aprofundada sobre o assunto, ver: FISHER, Helen. *Anatomia do amor: a história natural da monogamia, do adultério e do divórcio*. São Paulo: Eureka, 1995.

que cativar o alvo será muito prazeroso. É a mesma coisa com os alimentos: quanto mais nos privamos, mais ele se torna desejado.

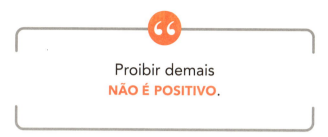

> Proibir demais
> **NÃO É POSITIVO**.

Ainda que a maior parte dos alimentos preferidos pelo paciente façam algum mal à saúde, eliminá-los da dieta de uma só vez dificilmente dará certo.

O melhor a ser feito nesses casos é o que chamo de redução de danos. Trata-se de um processo compassado, cuidadoso, que consiste em sugerir pequenas alterações por vez, em acordo com o paciente, para garantir mudanças positivas. Afinal, tudo que se altera para o bem deve ser comemorado.

Emagrecer é um processo diário, de mudanças e adaptações constantes. De muita dedicação e força de vontade, mas também de prazeres e conquistas que sempre valem a pena quando trazem melhorias à saúde.

Apesar de os desafios que envolvem a perda de peso serem diferentes para cada indivíduo, não se trata de um problema exclusivo. Em muitos países, aliás, já se tornou uma questão cultural.

No Brasil, cerca de um quarto da população apresenta sobrepeso, número que era inferior a um oitavo em 2003.

E os números não param de aumentar ao redor do globo. Estima-se que, até 2025, mais de um terço da população mundial estará acima do peso, e pelo menos 700 milhões com obesidade grave.

Na contramão dessa tendência está o Japão, que mesmo sendo um país desenvolvido consegue manter sua população no peso ideal segundo a Organização Mundial de Saúde (OMS). Isso ocorre porque os japoneses mantêm uma alimentação tradicional, saudável, além de praticarem exercícios diários e contarem com políticas públicas efetivas.

A grande ilusão de quem está buscando emagrecer é acreditar que existe algo ou alguém que vai lhe proporcionar o emagrecimento.

▶ EMAGRECER É UM DESAFIO E UMA CONQUISTA PESSOAL

Nunca será excessivo dizer isso: emagrecer é um desafio individual, um processo árduo de ser continuado sem esforço.

Mas essa caminhada pode ser mais agradável e definitiva se houver orientação e acompanhamento adequados.

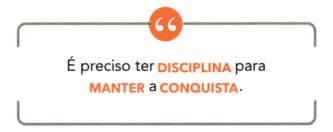

É preciso ter **DISCIPLINA** para **MANTER** a **CONQUISTA**.

Já vimos que um processo de emagrecimento saudável não acontece da noite para o dia. Em casos de obesidade, pode demorar para que o indivíduo chegue ao peso desejado, mas, ao alcançá-lo por meio de atitudes coerentes e mudanças efetivas no estilo de vida, permanecerá nele.

É comum que essa jornada não seja perfeitamente linear. Cada um de nós tem uma história, um contexto, e devemos acolher nossas fragilidades com carinho e tolerância para nunca desistir. O prêmio por essa conquista é uma vida mais feliz, uma vez que **QUEM SE EDUCA PARA EMAGRECER PERMANECE MAGRO**, pode comer sem culpa e não se sente em privação. A reeducação também nos mostra que a vida oferece muitos outros prazeres que podem ser desfrutados com alegria.

Para cada problema, há uma solução individual. Uma boa forma de descobrir a sua é avaliando quais serão suas mudanças pessoais.

Procure entender seu corpo, seu temperamento, seus desejos. Encare seus medos e inseguranças. Analise suas fraquezas. Conhecendo-se melhor, a mudança será muito mais fácil.

Forças

Fraquezas

Objetivos

Obstáculos

▶ CONDUTAS PARA RESOLVER OS PROBLEMAS LISTADOS

Não é raro que exista um abismo entre as necessidades do paciente e o que é proposto dentro do consultório.

Muitas vezes isso ocorre porque as expectativas do que pode ser alcançado são irreais, e a dieta, mesmo que sugerida por um médico, acaba se tornando apenas um pedaço de papel guardado na gaveta ou pregado na geladeira.

Como evitar isso?

O primeiro passo é se conhecer antes de ir a uma consulta. Como é a sua relação com a comida hoje? Do que você está disposto a abrir mão inicialmente? O que será mais difícil de parar de comer? Quais atividades físicas podem ser incluídas no seu dia a dia?

Pense nos alimentos que considera intragáveis e naqueles que está disposto a incluir em seu novo plano alimentar. Isso ajudará o profissional da saúde a conhecer você, permitindo a elaboração de um tratamento alinhado às suas necessidades e evitando mudanças bruscas e incompatíveis com a sua realidade.

A manutenção do prazer é essencial para que a reeducação alimentar seja um processo contínuo.

O valor de uma alimentação rica em nutrientes é insubstituível. No entanto, aquilo que nutre sua alma também é importante – tudo é uma questão de equilíbrio e adequação. Cada processo é individual e leva um tempo diferente. Seja qual for o seu, trilhe esse caminho com respeito e amor.

▶ SOBRE A MEDICINA TRADICIONAL CHINESA

Os estudos reunidos neste livro têm um objetivo maior do que apenas auxiliar no emagrecimento. Aqui, busco compreender o ser humano, entender por que adoecemos e o que devemos fazer para alcançar a saúde.

No exercício da medicina, não me restrinjo a uma só técnica: meus pacientes são analisados considerando uma vasta gama de conhecimentos. Acredito que nenhum saber capaz de promover ou estimular a cura deve ser desconsiderado, e com bom senso e parcimônia, tudo pode agregar valor ao tratamento dos indivíduos.

Meu trabalho se baseia em muitas fontes, e é também nas medicinas tradicionais que busco explicações para minhas dúvidas. Ao longo da minha jornada profissional, me aprofundei na medicina tradicional chinesa (MTC), que se popularizou no Brasil por meio da acupuntura, mas que vai muito além disso.

Agregar os conhecimentos da MTC à minha prática profissional ajudou a ampliar minha visão do ser humano. Hoje, percebo que mesmo bebendo de fontes diversas – como a prática ortomolecular, a anestesiologia, a clínica de dor, a prática do exercício e do esporte, a fitoterapia –, não me afoguei em nenhuma delas. Ao contrário, encontrei um jeito próprio de aproveitar o que assimilei de melhor em cada uma.

Os saberes milenares, quando somados aos avanços científicos contemporâneos, tornam-se ainda mais poderosos, pois podemos olhá-los também à luz da tecnologia. O Instituto Nacional de Pesquisas da Amazônia (INPA), por exemplo, está atento aos conhecimentos de povos indígenas, e busca, em parceria com os povos da Amazônia, respaldo científico para uma aplicação segura destes na população. Foi assim que muitas plantas que eram utilizadas somente em infusões ou aplicações externas tornaram-se importantes medicamentos da indústria farmacêutica.

Na visão da medicina contemporânea, adotamos uma postura combativa na qual a área afetada pela doença é cortada, interrompida ou submetida a um tratamento químico supressivo. Tendemos a dividir o corpo em áreas e estudá-las profundamente, isolando fatores causadores de problemas e reduzindo-os ao seu componente mais simples. Em outras palavras, costumamos tratar mais a doença do que o indivíduo, abordando o problema como algo externo ao corpo, como um incidente que ocorreu por acaso, de forma independente ao meio.

O conhecimento secular dos chineses, por outro lado, enfatiza que existe, entre os extremos, uma continuidade em transformação, conceito bem definido pela imagem do *yin* e do *yang*. O mais importante aqui é manter a harmonia entre indivíduo, família e seu ambiente natural: em vez de isolar o agente da doença e de empreender uma guerra contra ele, investiga-se o que está causando a doença para ajudar o corpo a restaurar sua harmonia.

Nesse contexto, mente e corpo, espírito e matéria, se comunicam intimamente baseando-se não em estruturas fixas pré-estabelecidas, mas em um padrão de transformação. Não existe somente o preto e o branco, mas uma polaridade em constante mudança, na qual o branco pode se tornar preto e vice-versa. Afinal, tudo está em movimento.

A capacidade de desenvolver uma visão geral do indivíduo, ao mesmo tempo inter-relacionando as partes e aprofundando-se em cada uma delas, é o que há de melhor nas medicinas contemporânea e secular.

É por isso que nenhum conhecimento deve ser perdido, e sim somado.

ATITUDE 1

Agora que você já entendeu a importância do autoconhecimento, é hora de avaliar a sua alimentação. Preencha os quadros abaixo com os 10 alimentos que você mais consome e os 10 principais alimentos que precisará incluir em sua nova dieta.

No quadro 1, comece pelos alimentos que você mais gosta. Então, se você adora refrigerante, macarrão instantâneo, bebidas alcoólicas e embutidos, mas não vive mesmo é sem chocolate, o chocolate será o primeiro item da lista.

No quadro 2, faça o inverso, começando pelos alimentos que não suporta até os mais toleráveis.

Essa avaliação ajudará você a conhecer seus limites e buscar um processo que respeite a sua realidade.

Lembre-se que o "corpo ideal" é muito mais do que uma imagem: trata-se de viver com saúde, vigor, disposição e energia. O emagrecimento saudável é só mais um dos benefícios.

ALIMENTOS QUE MAIS GOSTA E CONSOME

1

2

3

4

5

6

7

8

9

10

ALIMENTOS QUE SERÃO INCLUÍDOS NA NOVA DIETA SAUDÁVEL

1

2

3

4

5

6

7

8

9

10

CAPÍTULO 2

A falta que nosso corpo guarda não precisa ser eterna

Quando nasceu, João Pedro não foi amamentado. Sua mãe, apesar de acima do peso, estava desnutrida e acreditava que seu leite não daria sustentação suficiente ao bebê.

João Pedro não se lembra disso, mas seu corpo sim.

Seu corpo sente falta de nutrientes que ele nem sabe que deveria receber.

Mais uma vez, João Pedro está doente. Ele acorda com dor de garganta e sem vontade de ir para a escola. Infecções como amigdalite, sinusite, otite, bronquite eram comuns na vida de João, que usava antibióticos várias vezes ao ano.

– Filho, já é a terceira vez só esse mês que você vai precisar faltar à escola. Não acha que consegue ir hoje?

A verdade é que não, ele não achava que conseguiria. Seu corpo doía, e sentia-se extremamente desanimado. Sua mãe não acreditou, pensou que fosse exagero de criança – nem todas gostam de ir à escola, afinal.

– Seu pai vai te levar agora de manhã e à tarde vamos ao médico, pode ser? – sua mãe perguntou e ele grunhiu enquanto se levantava, pensando no quão terrível seria tudo aquilo.

Seria um dia quente. Não eram nem sete da manhã e ele já sentia um pouco de calor. Mesmo assim, colocou um casaco.

Ir para a escola parecia um martírio para João Pedro. Estar acima do peso já era difícil, e quando se é criança, todos os colegas se acham no direito de rir da sua aparência. Para piorar, os adultos não faziam nada por acharem que era só "brincadeira de criança".

O pai o aguardava no carro, animado como em todas as manhãs. Tinha acabado de voltar de uma corrida e ainda estava com roupas de ginástica; depois de levar o filho, voltaria para casa, tomaria um banho e iria para o trabalho.

– Você não tem aula de educação física hoje? Por que está indo de calça jeans? – perguntou ao filho. João pensou em mentir e dizer que não, mas sabia que seu pai não acreditaria.

– Não estou me sentindo bem pra fazer a aula hoje – ele respondeu, um pouco envergonhado.

– Você sempre falta, João... Isso não faz bem pra você. Precisa jogar bola, correr, se exercitar. É muito importante na sua idade.

João apenas virou o rosto sem dizer nada.

Fizeram todo o caminho até a escola em silêncio, e apesar de seu pai parecer desconfiado, João realmente estava com dor de garganta, sentindo-se desconfortável.

Quando saiu do carro, o pai gritou para ele.

– Filho, você está esquecendo o lanche!

João se virou rapidamente e pegou a vasilha cheia de cereal e a caixinha de achocolatado que sua mãe havia separado.

Chegando à sala, sentou-se em sua cadeira e imediatamente colocou uma série no celular. Enquanto estivesse assistindo algo, ninguém o incomodaria.

A aula de educação física era a terceira do dia, logo antes do recreio, e ele já estava com fome.

Quando chegou o horário, a maioria dos meninos correu para a quadra de futebol, e as meninas, para a de vôlei. João não gostava de futebol, mas com a dor de garganta e temendo virar alvo de piadas caso jogasse com as meninas, acabou sentando-se na arquibancada.

– Você vai ficar aí sentado? – perguntou o professor, um pouco bravo.

– Estou passando mal – respondeu João. Obviamente, o professor não acreditou nele.

– Se você se exercitar, vai se sentir melhor. Tire esse casaco e junte-se aos meninos.

– Eu... não quero – ele disse baixinho. Ao perceber que algumas crianças já o olhavam com curiosidade, porém, acabou mudando de ideia. – Quer dizer, eu vou, mas vou de casaco.

– Está quente...

– Não me importo – ele respondeu, indo em direção à quadra.

Minutos depois de correr pela quadra fingindo tentar pegar a bola, João começou a se sentir tonto. Alguns colegas perceberam e pediram para ele se sentar, mas ele caiu no chão antes de chegar à arquibancada, perdendo a consciência.

Acordou tonto e desnorteado, nos braços do professor, e perdeu a consciência novamente. Quando abriu os olhos outra vez, estava na enfermaria.

– Está se sentindo melhor? – perguntou a enfermeira. João estava enjoado, mas fez que sim com a cabeça. – Comeu alguma coisa hoje?

– Tomei café da manhã.

– Acho que a causa do seu desmaio foi hipoglicemia. Vou pegar algo para você comer. Está sentindo mais alguma coisa?

– Um pouco de dor de garganta. Eu trouxe lanche, ficou na quadra.

A enfermeira pegou o telefone e pediu a um funcionário que trouxesse o lanche de João. Então, examinou sua garganta.

– É, está inflamada. Você provavelmente vai precisar de antibiótico, mas só um médico poderá prescrever.

João não sabia o que hipoglicemia significava, mas antibióticos eram familiares para ele. Já tinha tomado várias vezes.

– Você pode ligar para a minha mãe? Eu te falo o número.

A enfermeira fez que sim com a cabeça e ligou para Débora, explicando a situação. Então, voltou-se para o garoto.

– Ela já está vindo te buscar, ok? Coma um pouco enquanto espera.

– Tudo bem – João respondeu, olhando para o teto. Ele sabia que não devia ter ido à escola naquele dia.

▶ A INFÂNCIA, O COMEÇO DE TUDO

Uma boa saúde se inicia desde antes do nascimento.

A conexão entre mãe e bebê é profunda, de forma que o bem-estar e a saúde da gestante são indispensáveis para gerar uma criança sadia. Mais do que comer bem, é necessário evitar o consumo de bebidas alcoólicas, de cigarros e até de alguns medicamentos, além de controlar a ingestão de açúcares.

Outros cuidados básicos envolvem sono adequado e prática de exercícios físicos com supervisão adequada. Sem dúvida, o estilo de vida dos pais é muito importante para que o filho nasça saudável.

Na fase intrauterina, a construção da saúde está apenas começando, e ainda é longo o caminho pela frente. De fato, melhoras na qualidade de vida podem ser programadas, mas isso não significa, de forma alguma, apenas fazer um plano de saúde completo.

"Quando nasceu, João Pedro não foi amamentado.
Ele não se lembra disso, mas seu corpo sim."

Uma boa forma de iniciar a saúde pós-parto é por meio do aleitamento materno.

Crianças que mamam no peito têm menos chances de desenvolver doenças e infecções como amigdalite, sinusite, otite, bronquite. Isso acontece porque os benefícios do aleitamento não se limitam ao período de amamentação, mas perduram por toda a vida. Estudos já indicam, inclusive, que bebês alimentados com leite materno têm menos tendência a se tornarem obesos no futuro. O motivo é que essas crianças demoram mais a entrar em contato com alimentos industrializados, ricos em açúcares, o que faz com que desenvolvam menos células adiposas, responsáveis por armazenar a gordura.

Outro grande benefício do aleitamento é o desenvolvimento da percepção de saciedade. Na amamentação, é o bebê quem decide quando está satisfeito, podendo, em seguida, apenas continuar brincando com o peito da mãe. Eles aprendem, assim, a diferenciar nutrição alimentar de nutrição afetiva.

Essa é a grande diferença do peito para a mamadeira: além de não nutrir tanto no campo afetivo, a quantidade de leite da mamadeira é definida por um adulto, fator que retira a autonomia do bebê para decidir se quer mais ou se ficou satisfeito antes de terminá-la.

Ao crescer, a criança que não foi amamentada também terá dificuldade de perceber a própria saciedade, fator que poderá influenciar na manutenção do peso adequado.

Quando há, por parte da mãe, algum impedimento à amamentação, é preciso ter o cuidado de oferecer ao bebê somente a quantidade adequada de leite, respeitando sua saciedade. Nesse sentido, é importante que haja sensibilidade para não confundir o choro de necessidade de afeto com o choro de fome.

Respeitar os bebês, alimentando-os de forma natural e saudável enquanto não podem fazer as próprias escolhas, é fundamental para uma vida saudável no longo prazo. Assim, ao crescerem, eles terão mais facilidade em fazer escolhas nutricionalmente inteligentes.

A comida funciona como uma via de comunicação da criança com o mundo, uma mediadora de suas relações afetivas. Desde os primeiros minutos de vida, a relação entre mãe e bebê é estabelecida por meio da alimentação: as primeiras experiências de satisfação e frustração, de prazer e desagrado, acontecem na relação alimentar.

E não é novidade que as crianças tendem a reproduzir hábitos familiares, sejam eles positivos ou não. Trata-se de algo natural, pois pode ser bastante difícil quebrar um ciclo no lugar onde se cresceu, num momento em que a personalidade ainda está sendo formada.

Quando encantamos as crianças com alimentos processados e guloseimas adocicadas, não temos noção do impacto que isso terá no corpo delas. Tenha em mente que quanto mais tarde as crianças entrarem em contato com o açúcar industrializado, mais elas estarão protegidas de alguns problemas de saúde.

Cáries são um dos problemas que uma criança que evita açúcares industrializados provavelmente não conhecerá, assim como diabetes, hipertensão, colesterol alto e muitas outras condições decorrentes da obesidade, que tem acometido os jovens cada vez mais cedo.

Vale lembrar que adultos já estão acostumados aos alimentos muito doces. Crianças, por outro lado, ainda têm o paladar puro, livre de contaminações causadas por maus hábitos alimentares, e por isso conseguem sentir com mais intensidade o doce natural do leite, das frutas e de tuberosas como a beterraba e a cenoura.

Apesar de parecer socialmente natural, adoçar os alimentos das crianças é uma atitude inconsequente que pode deixar sequelas graves. Associamos o açúcar à diversão, a festinhas recheadas de bolos, docinhos, pirulitos, balas e chicletes. O problema é que, ao acostumar as crianças ao sabor dos açúcares artificiais, corremos o risco de que o cérebro deixe de reconhecer o doce sutil e natural dos alimentos.

É urgente começarmos a associar momentos alegres a comidas saudáveis. Se as redes de produtos industrializados se valem dessa estratégia de marketing, por que não fazer o mesmo para estimular o consumo de alimentos naturais? Em vez de servir refrigerantes nas festas de aniversário, podemos oferecer sucos variados, ou, melhor ainda, a própria fruta cortada em formatos divertidos, por exemplo.

Fique atento a esse ponto, pois um erro muito comum cometido pelos pais é preparar uma refeição saudável para os filhos, mas não manter bons hábitos alimentares. Como vimos, crianças aprendem pelo exemplo; logo, se os pais não se comprometem a cuidar da própria saúde, dificilmente conseguirão convencer os filhos a fazê-lo.

Ao entender que o comportamento oral-alimentício constitui a base das relações no início da vida, percebemos que desde cedo a comida se relaciona a outras necessidades que não se restringem a saciar a fome. Assim, crianças que foram exageradamente gratificadas com comida poderão, futuramente, usá-la como um mecanismo de defesa para descontar sentimentos de frustração, vazio, ansiedade ou depressão.

É importante deixar que as crianças regulem o próprio apetite, sem obrigá-las a comer mais ou menos. A quantidade ideal é aquela suficiente para nutrir as crianças de forma saudável, e cabe aos pais ou tutores observar se isso está sendo cumprido.

Quanto mais natural, livre de fertilizantes e agrotóxicos e menos processado artificialmente, melhor será a qualidade do alimento. Veja abaixo alguns exemplos de substâncias encontradas em diversos alimentos industrializados e que causam prejuízos à saúde.

ADITIVO	PROBLEMA CAUSADO
Fosfolipídios	Colesterol e arteriosclerose
Aromatizantes	Alergias, crescimento retardado e câncer
Sacarina	Câncer
Nitritos e nitratos	Câncer no estômago e esôfago
Ácido benzoico, polissorbatos e umectantes	Alergias e distúrbios gastrointestinais
Ácido fosfórico	Cálculo na bexiga
Dióxido de enxofre	Redução do nível de vitamina B1 e mutações genéticas
Corantes	Anemia, alergias e toxidade sobre fetos, podendo nascer crianças com malformações
Ácido acético	Cirrose hepática, descalcificação dos ossos
BHT e BHA	Tóxicos aos rins e fígado, interfere também na reprodução
EDTA	Anemia e descalcificação
Caramelo	Convulsões quando preparado em desacordo

É consenso que muitos desses alimentos são gostosos e sedutores ao paladar, e este é o grande problema: se fossem pouco saborosos, não teríamos nenhuma dificuldade em evitá-los.

Então, se desejamos que as crianças façam escolhas mais saudáveis, o ideal é não disponibilizar esses produtos no ambiente em que elas convivem.

Às vezes, no consultório, me pego sendo muito dura com alguns pais que dizem fazer de tudo para que os filhos comam bem, mas eles simplesmente preferem comer alimentos não nutritivos.

– Crianças não fazem compras. Como seus filhos têm acesso a esses produtos? – eu pergunto. Geralmente não há resposta, mas um grande silêncio ou um longo momento de reflexão.

Nos supermercados, os produtos mais supérfluos são colocados em prateleiras baixas, ao alcance das crianças. Trata-se de mais uma estratégia de marketing, e cabe aos responsáveis limitar esse alcance impondo limites às escolhas.

" – Espera, você está esquecendo seu lanche!
João se virou rapidamente e pegou a vasilha cheia de cereal e a caixinha de achocolatado que sua mãe havia separado."

A expectativa de que uma criança nascida em uma família de indivíduos com sobrepeso se torne obesa é grande. Isso não acontece necessariamente pela genética, mas pelos hábitos: ao conviver com indivíduos com maus hábitos alimentares no dia a dia, o mais provável é que a criança também os incorpore em sua rotina.

Pais que comem demais, muito rapidamente, ou que ignoram os próprios sinais de saciedade oferecem exemplos negativos aos filhos.

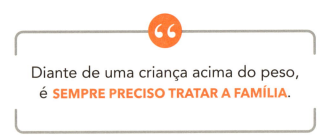

Diante de uma criança acima do peso,
é **SEMPRE PRECISO TRATAR A FAMÍLIA**.

No consultório, percebo que a maioria dos pais procura problemas não relacionados ao comportamento familiar para justificar o excesso de peso, como síndromes genéticas neurológicas ou metabólicas. Tais síndromes, no entanto, não causam apenas o sobrepeso, e geralmente são identificadas por outros sintomas.

É sempre mais fácil colocar a culpa em fatores metabólicos, genéticos ou hereditários do que admitir que as atitudes da família se refletem na vida da criança.

Por mais que essa constatação possa parecer cruel com os pais, o sobrepeso infantil está muito mais relacionado ao comportamento familiar do que a uma condição da criança. Assim, só será possível tratar os pequenos se a família estiver disposta a mudar seu estilo de vida e se tornar um modelo a ser seguido.

Não é justo cobrar que a criança tenha hábitos saudáveis quando os próprios adultos da família não conseguem tê-los.

A melhor educação é o exemplo, e todo processo educacional precisa ser coerente. Como ensinar a uma criança que doce em excesso faz mal se a geladeira está sempre cheia de doces?

O sobrepeso excessivo, ou a obesidade, é classificado como uma doença física decorrente de múltiplos fatores: orgânicos, genéticos, sociais, culturais, alimentares, emocionais. Tais pacientes têm dois tipos de conduta:

CONDUTA COMPULSIVA: o indivíduo come, mas é vítima de uma sensação de culpa quase inevitável. Essa culpa surge da perda de controle expressa na ingestão excessiva de alimentos, e vem, muitas vezes, acompanhada de sentimentos depressivos e distúrbios alimentares. É muito comum apresentar a conduta de comer escondido e ter dificuldades de se alimentar socialmente.

Verificamos, em relação à anorexia e à bulimia, que a pessoa trata o alimento como algo dissociado de si mesma.

Pessoas que comem compulsivamente tendem a apresentar graus mais altos de ansiedade e depressão, pensamentos automáticos negativos e baixa autoestima. Sua autoavaliação se baseia em características externas, isto é, na preocupação excessiva com o corpo, no desejo de magreza exagerada e na dificuldade de interpretar sensações viscerais relacionadas à fome e à saciedade.

CONDUTA IMPULSIVA: o impulso de comer é irrefreável, e não há sensação de culpa. Geralmente apresenta sobrepeso, mas sem transtornos como bulimia ou anorexia. É capaz de selecionar alimentos e comer socialmente, mas tem dificuldades de exercer seu direito de recusa.

Na conduta impulsiva, tudo o que se come tem o intuito de encher um "nada", um "vazio" que, apesar das tentativas, continua sem ser preenchido significativamente.

A obesidade é um fenômeno psicopatológico que ilustra os efeitos devastadores da estrutura capitalista na nossa sociedade: seu estímulo exacerbado à satisfação reduz o corpo a um continente não de vontades e necessidades, mas de prazer.

Pessoas com conduta compulsiva, em geral, sofrem desde a infância com o sobrepeso, sendo muito propensas a recaídas e fracassos terapêuticos.

As recaídas dizem respeito à grande dificuldade dos indivíduos em aderir a algum processo terapêutico que cuide das fragilidades que geram a compulsão. Por não conseguirem perceber o corpo como uma entidade de sensações, valorizam somente um referencial, o peso, suportando grandes sacrifícios desde que a redução seja visível na balança. São imediatistas e não conseguem seguir tratamentos que não apresentem resultados rápidos. Por isso, estão sempre buscando emagrecer, mas sempre mudando de método ou técnica.

A **INDÚSTRIA ALIMENTAR** sabe quais substâncias estimulam a sensação de contentamento. Produtos industrializados que contêm tais compostos acionam no cérebro os mesmos receptores ativados pelo uso de substâncias ilícitas, como a cocaína.

Mas a sensação de prazer é temporária, e o corpo rapidamente sente necessidade de consumir quantidades maiores de alimento para se satisfazer.

Outro efeito devastador da nossa sociedade é a contradição do culto à magreza e à autodisciplina *versus* o consumo de alimentos hipercalóricos, estimulado por milhares de propagandas.

Emagrecer é simples, mas não significa que seja fácil. Trata-se de um processo lento e gradativo que envolve ser capaz de resistir aos estímulos de consumo que nos cercam e de distinguir aquilo que queremos entre tantos incentivos externos – que, muitas vezes, parecem ter mais certeza daquilo que devemos ser do que nós mesmos.

A literatura mostra que interações frágeis e imaturas entre mãe e filho comumente conduzem a graves deficiências na autoestima da criança, minando seu senso de autonomia e controle e desencadeando graves perturbações cognitivas que, em conjunto, podem dar origem a padrões alimentares desordenados.

Em relação aos pais, podemos distinguir dois tipos.

PAIS EFICIENTES: tendem a atender corretamente às necessidades biológicas e emocionais dos filhos, dando-lhes alimentos quando choram de fome e consolo quando choram de medo.

PAIS INEFICIENTES: geralmente são ansiosos, inseguros ou sentem culpa em relação aos filhos. Deixam de atender às necessidades internas das crianças para decidir, por si mesmos, se os filhos estão com fome, com frio ou cansados, ignorando ou interpretando os sinais erroneamente. Podem alimentá-los em casos de ansiedade em vez de fome, ou consolá-los em casos de cansaço em vez de ansiedade. Crianças que recebem esse tipo de educação podem crescer confusas quanto às suas verdadeiras necessidades, encontrando dificuldade para identificar as próprias emoções e para distinguir, por exemplo, se estão com fome ou satisfeitas.

No longo prazo, essas crianças tendem a compensar estímulos desagradáveis – como tristeza, cansaço, frustração, medo, insegurança, ansiedade ou solidão – com comida, que representa a sensação de conforto e de acolhimento ausentes. Essa associação persiste até a idade adulta, quando surge a dificuldade em reconhecer o estado de saciedade. Dessa forma, o alimento acaba substituindo o afeto.

As patologias de consumo (alimentares ou outras) têm um caráter de compensação, ou seja, o objeto real visa a compensar a falta no nível simbólico. No caso do indivíduo com sobrepeso, busca-se suprir a constante falta interior (nível simbólico) pelo alimento (objeto real).

A incorporação oral[2] pode representar, simbolicamente, diversos sentimentos e atitudes: o amor, a destruição, a conservação interior do eu, a apropriação das qualidades do objeto amado. Em uma relação entre mãe e filho, por outro lado, a amamentação é muito mais do que uma tarefa fisiológica: trata-se de um momento de conexão de grande valor emocional.

O desejo de alimento representa uma busca pelo prazer perdido. Indo mais além, o prazer perdido se refere à relação simbiótica existente entre mãe e bebê enquanto este se encontra na segurança do útero.

Há dois tipos básicos de sobrepeso.

SOBREPESO DE CRESCIMENTO: o indivíduo apresenta, desde bebê, sobrepeso reativo ou compensatório, que o leva a engordar durante a adolescência ou na fase adulta.

Pacientes com excesso de peso desde a infância tendem a apresentar maior índice de desordens emocionais do que pacientes cuja condição tem início na idade adulta. Os sintomas mais comuns são distorção da imagem corporal, obsessão em relação à comida, tentativas perfeccionistas de emagrecimento e baixa tolerância a conflitos. No geral, são indivíduos com alto grau de impulsividade.

SOBREPESO ADQUIRIDO: trata-se de uma resposta a acontecimentos de grande impacto na vida do indivíduo – casamento, nascimento de filhos, perda de pessoas queridas ou de emprego, mudança de casa, entre outros –, que, sentidos como uma ameaça ao equilíbrio interno, atuam como desestabilizadores.

Pessoas que adquirem sobrepeso na idade adulta podem se sentir satisfeitas com sua imagem corporal ao emagrecer. O mesmo não

---

[2] Refere-se à apreensão do objeto desejado pela boca, englobando o ato de comer, beber, fumar e até práticas sexuais.

acontece com as que vivem com excesso de peso desde crianças, pois a imagem corporal é construída na infância e na adolescência.

Estatísticas mostram um preocupante crescimento da obesidade entre crianças e adolescentes. Nas crianças, o maior problema ainda diz respeito ao risco de doenças físicas como diabetes, de doenças cardiovasculares como hipertensão arterial e dislipidemias (alteração do colesterol e dos triglicerídeos) e aumento do risco de doenças graves na fase adulta. Entre os adolescentes, além dos problemas citados, há os distúrbios emocionais responsáveis pelas distorções da imagem corporal e pelos sofrimentos relacionados à autoimagem. Nessa faixa etária, são frequentes os casos de bulimia e anorexia.

Embora a obesidade infantil possa apresentar fatores genéticos, os fatores comportamentais ainda são mais relevantes. Entre eles estão os maus hábitos alimentares e a redução ou ausência de prática de atividade física, que levam a um quadro de excesso de calorias em relação ao gasto.

Nos países subdesenvolvidos, casos de obesidade infantil são mais frequentes nas classes mais altas, enquanto nos países desenvolvidos a incidência é maior nas classes com menos possibilidades monetárias. Isso se deve ao fato de que, nos países desenvolvidos, as classes mais altas já se conscientizaram sobre os perigos dos alimentos ultraprocessados e têm acesso a alimentos de melhor qualidade, além de estarem mais atentas à necessidade de praticar atividades físicas regularmente. Nos países subdesenvolvidos e em desenvolvimento, por outro lado, é comum o excesso de alimentos industrializados, pobres em nutrientes, e nem sempre há cuidado em praticar exercícios físicos.

> *"A maioria dos meninos correu para a quadra de futebol, e as meninas, para a de vôlei. João não gostava de futebol, mas com a dor de garganta e temendo virar alvo de piadas caso jogasse com as meninas, acabou sentando-se na arquibancada."*

Ainda na infância, o sobrepeso pode trazer desconforto à criança, que muitas vezes se exclui de brincadeiras que exijam maior exposição do corpo ou desempenho físico, sendo comum a preferência por atividades intelectuais.

Outro grande agravante desse cenário é o aumento do tempo gasto diante dos vários tipos de telas – celulares, tablets, computadores, televisão.[3] Isso porque, diante do excesso de entretenimento, suprime-se a necessidade de fazer atividades físicas, diminuindo o gasto calórico.

Viver experiências gratificantes e agradáveis em relação ao corpo é muito importante para desenvolver uma relação satisfatória com a autoimagem. A adolescência é uma fase delicada, e a mídia, que bombardeia os jovens com modelos irreais de perfeição, só aumenta a busca por ideais inalcançáveis, mas que passam a ser vistos como indispensáveis para se obter sucesso, amor, felicidade.

> *"Você não tem aula de educação física hoje?*
> *Por que está indo de calça jeans?"*

Quando o adolescente vive um contexto familiar ou escolar de muita fragilidade, é comum que transfira para a própria imagem – que não atende às exigências estéticas da sociedade – todas as suas dificuldades e os seus insucessos, sujeitando-se, muitas vezes, a tentativas radicais de atingir o que entende como um modelo de beleza preconizado.

O sofrimento extremo sentido por esses jovens por não se parecerem com o que desejam pode causar desde depressão, bulimia e anorexia a situações ainda mais extremas, resultando até mesmo em suicídio. A redução do desempenho em atividades escolares ou recreativas, como dança, artes e esportes, afeta ainda mais a autoestima,

---

[3] Para uma leitura aprofundada sobre o assunto, ver: DESMURGET, Michel. *A fábrica de cretinos digitais: os perigos das telas para nossas crianças.* Belo Horizonte: Vestígio, 2021.

levando esses adolescentes a buscar refúgio na comida. A alimentação compulsiva os afasta ainda mais de seu ideal de imagem, e a frustração causada por esse ciclo vicioso leva-os, muitas vezes, a mutilar o próprio corpo.

Também não são raros os casos em que apresentam alteração de personalidade, fantasiando a própria imagem e preferindo relacionamentos virtuais, por vezes com perfis falsos.

O corpo adolescente, em plena transformação, acaba sendo palco de muita dor e sofrimento quando não é compreendido. Uma forma de melhorar a relação dos jovens com o corpo é proporcionando um ambiente familiar em que se sintam aceitos e amados. O incentivo à prática regular de atividades físicas também pode ser um grande aliado na conexão entre corpo e mente, beneficiando a autoestima e favorecendo a autoaceitação, além de ajudar a criar um senso crítico sobre o modelo imposto. É importante, ainda, oferecer atividades de lazer que estimulem o convívio social saudável, promovendo o bem-estar e reduzindo o estresse.

Em casos de sobrepeso endógeno – ou seja, quando é motivado por uma alteração psicológica, fisiológica ou metabólica –, há uma queda na atividade da serotonina, conhecido como o "hormônio da felicidade". Isso faz com que o organismo anseie por alimentos com maior teor de carboidratos, resultando em ingestão de comida em excesso.

Já em casos de sobrepeso exógeno – causado por fatores externos, como ingestão calórica em excesso –, a maior parte dos indivíduos epigeneticamente predispostos é influenciada pela dinâmica familiar. Entre os fatores que podem agravar a condição estão sedentarismo, maus hábitos alimentares, consumismo, relações familiares frágeis, desmame precoce (o leite materno sendo substituído por alimentos lácteos engrossados com farinhas), e distúrbios no vínculo mãe-bebê.

Nesses casos, é fundamental um acompanhamento psicoterápico que envolva o paciente e seus familiares.

> Pacientes tratados em grupo parecem conseguir manter a redução de peso por **MAIS TEMPO** do que aqueles atendidos individualmente.

Entre os principais objetivos da terapia de grupo com pessoas obesas compulsivas estão:

- definir o peso desejado e recomendado;

- controlar os impulsos alimentares;

- melhorar a autoestima;

- redescobrir as potencialidades psicossociais para implementar mudanças no estilo de vida;

- incrementar hábitos alimentares saudáveis;

- aderir à prática regular de exercícios físicos.

Outro aspecto importante no tratamento desses pacientes, independentemente de sua evolução, é sempre abordar a possibilidade de recaídas e como preveni-las. Como vimos, o tratamento não se dá de forma linear, e os lapsos e as recaídas fazem parte do processo. Se isso não ficar claro para os pacientes, eles podem ser surpreendidos por uma grande desmotivação diante da primeira recaída, correndo o risco de desistirem do tratamento.

Freud e Abraham acreditavam que há dois tipos de pessoas especialmente propensas a desenvolver depressão diante de uma perda: aquelas cujos pais não trataram com carinho, deixando de atender às suas necessidades durante a fase oral, e aquelas cujos pais atenderam em excesso a tais necessidades.

Feito o diagnóstico, a primeira investigação a ser feita é se a depressão é endógena ou reacional. No primeiro caso, trata-se de um processo autônomo do indivíduo, manifestando-se de tempos em tempos. Já no segundo caso, pode ser provocada por algum evento mobilizador, como a perda de um familiar, perda do emprego, acidentes graves ou problemas de saúde. Existem sintomas gerais, mas também manifestações pessoais. Diante da perda de um ente querido, por exemplo, a pessoa pode passar a comer em excesso, talvez numa tentativa inconsciente de preencher o vazio, ou parar de comer, porque nada seria capaz de preenchê-lo.

A baixa atividade de dois importantes neurotransmissores, a norepinefrina – presente no sistema nervoso e na glândula adrenal, tem um importante efeito vasoconstritor e potencializa a memória e o estado de alerta – e a serotonina – presente no cérebro e no aparelho digestivo, executa funções que vão desde o controle do sono, do humor e do apetite à regulação da libido e da temperatura corporal, entre outras –, está intimamente ligada à depressão unipolar. Também chamada de depressão maior, a depressão unipolar é um quadro diferente da depressão bipolar, na qual o indivíduo intercala períodos depressivos com fases de euforia extrema, ou "manias". Pessoas com depressão maior sofrem de um desequilíbrio geral nas atividades da serotonina, da norepinefrina, da dopamina e da acetilcolina, demonstrando pouco interesse por atividades cotidianas – como sexo, lazer, viagens, hobbies – e apresentando alterações de cognição que atrapalham a concentração e a memória, podendo provocar distúrbios de sono e de apetite.

Cada um de nós nasce com um potencial geneticamente determinado para a produção de serotonina. Para aqueles cujo potencial é alto, a superação de obstáculos e adversidades é favorecida. Para aqueles cujo potencial é baixo, esse enfrentamento é dificultado. Isso porque esses indivíduos sentem mais cansaço, frustração e desânimo, pois precisam de muito mais esforço para fazer algo que para outros parece simples. São pessoas clinicamente saudáveis, mas que carregam o que se chama de potencial depressivo e potencial para fadiga.

Essa condição é causada por uma fragilidade da glândula suprarrenal,[4] considerada a glândula do estresse. Recursos como acupuntura, homeopatia, meditação, uso de fitoterápicos (denominados adaptógenos exatamente porque facilitam a adaptação do indivíduo ao meio) e ingestão de alimentos específicos auxiliam na tonificação dessas duas estruturas que, embora pouco conhecidas, são vitais.

▶ HISTÓRIA DO CAPÍTULO

Vitória tem 8 anos.

Está em tratamento reumatológico para o diagnóstico de artrite reumática.

Seu pé direito estava muito dolorido, com os sinais clássicos de inflamação: inchaço, vermelhidão, calor, dor.

Vitória veio de uma cidade do interior em busca de uma segunda opinião, pois o médico que a atendeu inicialmente recomendou um procedimento cirúrgico.

Ela já estava sob o uso de anti-inflamatórios e corticoides, mas o tornozelo direito ainda tinha um diâmetro muito maior do que o esquerdo. Quando entrou no consultório, saltava em um pé só por causa da dor.

A mãe receava expor a filha a um procedimento cirúrgico, e eu, sinceramente, não compreendi o propósito da cirurgia.

Vitória apresentava alterações laboratoriais que demonstravam marcadores inflamatórios.

Em alguns casos, é difícil falar para o paciente o que estamos pensando. Cada paciente tem as próprias opiniões, e se ele consultar dez profissionais diferentes, pode trazer dez opiniões totalmente distintas ao meu consultório.

Como saber onde está a verdade, já que cada médico forma suas opiniões e toma decisões com base nos conhecimentos adquiridos

---

4 Sinônimo de adrenal; referem-se à mesma glândula.

a partir das próprias crenças e da própria formação? Como saber se a conduta indicada será realmente benéfica para o paciente, e não apenas para aquele profissional?

Nesses casos, tento capacitar meus pacientes para tomarem as próprias decisões com o máximo de conhecimento sobre o próprio problema, e não com base em informações genéricas retiradas da internet.

Mas, no caso de Vitória, eu não sabia como explicar à mãe que não tinha nada para ser extirpado. Nem recolocado. Então, pedi a ela que fosse para casa e retirasse alguns alimentos muito inflamatórios, que eram a base da alimentação da filha – achocolatados, biscoitos recheados, balas, empanados de frango. Sugeri, então, uma alimentação totalmente natural durante duas semanas, estendendo para quatro se estivesse evoluindo bem. Se houvesse alguma piora, ela deveria entrar em contato comigo imediatamente. Não pensaríamos em cirurgia por enquanto. Eu só precisava de um tempo.

Vitória fez uma carinha feia, mas tanto ela quanto a mãe estavam determinadas a serem disciplinadas.

Por fim, recomendei um medicamento homeopático à base de arnica e outros fitoterápicos.

E então elas se foram.

Passados dez dias, no final do expediente, quando a secretária me trouxe os recados dos pacientes, lá estava o número da mãe de Vitória para eu retornar. Senti uma pontada de tristeza. Eu realmente esperava que ela fosse melhorar com as mudanças na dieta. Talvez ela não tivesse conseguido mudar tanto assim seus hábitos. Deixei para retornar por último, após várias outras ligações.

Me sentia um pouco frustrada até ouvir uma voz animada do outro lado da linha.

– Doutora, a Vitória praticamente não está sentindo mais dor! Não pude resistir, precisava te contar. Já tinha muito tempo que não víamos o pé da nossa filha com um aspecto tão bom. Eu e meu marido estamos muito felizes. Obrigada!

ATITUDE 2

No capítulo anterior você listou os alimentos industrializados que mais consome, identificando aqueles que te fazem exagerar. Enumerou, também, os principais alimentos saudáveis que nunca estão no seu prato, mas que precisam ser incluídos na dieta.

Agora, chegou a hora de reverter esse quadro. Vamos começar aplicando a regra dos 20%.

Funciona assim: você deve reduzir em apenas 20% os alimentos que mais consome – ou seja, aquelas listados no quadro 1.

Então, se você come 5 bombons por dia, passará a comer 4. Se toma 1 litro de refrigerante todos os dias, poderá cortar o consumo durante um ou dois dias da semana ou tomar 800 mL todos os dias.

Quando cortamos totalmente da dieta um alimento que estamos muito acostumados a consumir, o cérebro imediatamente nota essa falta, fazendo com que desejemos ainda mais aquele produto. Trata-se de uma armadilha que faz você retornar à estaca zero.

Por outro lado, reduzindo esse consumo em apenas 20%, conseguimos "enganar" o cérebro, evitando que o corpo sofra com a sensação de abstinência.

Se você não tem restrições alimentares, esse processo pode ser feito de maneira gradual, preservando o prazer em comer. Já em casos de restrição, como intolerâncias ou alergias, o alimento deve ser retirado totalmente para evitar danos mais graves.

Feito isso, comece a dar atenção aos alimentos saudáveis listados no quadro 2 – os que nunca estão no seu prato –, incluindo-os aos poucos na sua dieta. Faça isso do décimo para o primeiro, ou seja, começando por aqueles que são menos desagradáveis para você.

Mesmo que você não consuma todos os alimentos dessa lista, ainda é possível ter uma alimentação muito saudável.

Não tente atitudes heroicas. Seja generoso consigo.

Faça isso por uma semana. Na semana seguinte, reduza mais 20%, e assim sucessivamente, até encontrar um ponto de equilíbrio. O resultado será surpreendente, e o melhor de tudo, será o seu resultado. Uma conquista alcançada por você, e não imposta por alguém que não vive sua realidade.

As soluções para melhorar sua alimentação estão dentro de você – basta saber procurar por elas. Ao se conhecer, você perceberá que é um ser único, com características e experiências próprias, e começará a construir ferramentas pessoais para conquistar seu peso ideal.

É você qualificando a sua alimentação.

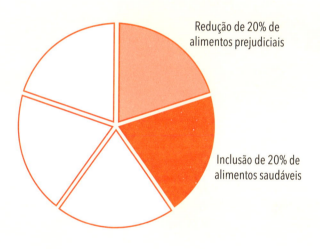

ORGANIZANDO SUA ALIMENTAÇÃO

Redução de 20% de alimentos prejudiciais

Inclusão de 20% de alimentos saudáveis

■ O QUE REDUZIR? _____

_____

_____

_____

_____

O QUE INCLUIR?

CAPÍTULO 3

Eduque-se para fazer boas escolhas

Qual é a sua comida favorita? Feche os olhos e imagine-se diante dela. Concentre-se no cheiro, no sabor, na textura...

Se você não salivou, aposto que pelo menos chegou perto.

Quando estamos diante de uma comida apetitosa, é natural que nossas glândulas salivares já comecem a preparar a boca para receber o alimento. Elas estão presentes não apenas na língua, mas na mucosa das bochechas, no palato, na úvula, na região superior da garganta e nas amígdalas. É por isso que, mesmo em caso de pessoas que perderam a língua, é possível continuar a perceber alguns sabores.

Tal capacidade está diretamente ligada ao cérebro, que deco-difica o estímulo gustativo, transformando-o em sabor. Para que isso aconteça, além do movimento de mastigação e do contato do alimento com a língua, há também a percepção das terminações olfatórias, que irão traduzir, por meio do estímulo da parte volátil do alimento, os cheiros.

Com essas informações, damos os primeiros passos para enten-der a importância da apresentação dos alimentos.

Em programas de culinária, é comum que os jurados sejam muito rígidos em relação a como os pratos são apresentados.

Mas por que isso ocorre se o importante é o sabor?

Bem, isso pode soar confuso a princípio, mas não é apenas o gosto que compõe a experiência gustativa.

A sensação de prazer com o alimento envolve muito mais do que o paladar e o olfato: importam também a audição, a visão e o tato, pois antes mesmo de começarmos a comer já escutamos os sons que envolvem o preparo, notamos a disposição dos ingredientes no prato, sentimos sua textura e sua temperatura. Tudo isso auxilia na composição do desejo.

A forma como o alimento é percebido, aliás, pode ser alterada se estamos em um ambiente agradável ou não, rodeados por muitas ou poucas pessoas, se nos sentimos confortáveis ou ansiosos.

Em meu consultório, recebo muitas pessoas dispostas a mudar seus hábitos alimentares, mas que encontram dificuldades para tal.

O que mais ouço é que alimentos saudáveis são sem graça e têm um sabor desagradável.

Sempre me esforço para não torcer o nariz, mas a concepção de que a alimentação saudável não pode ser prazerosa, para mim, não passa de uma falácia.

É necessário ter muito zelo com o preparo das refeições e com a própria alimentação. Principalmente no caso de pessoas ansiosas, é comum que a parte do preparo seja negligenciada em prol de se alimentar com algo que atenda suas necessidades rapidamente.

A hora da refeição deve ser um momento completo, dedicado aos sabores, aos cheiros, à aparência e à textura da comida e até mesmo ao ambiente em que nos encontramos. É claro que nem sempre podemos atender a todas essas demandas, mas podemos escolher nos concentrarmos na comida ao invés de ficar no celular, aproveitar uma boa companhia ao invés de comer na frente do computador ou respirar entre uma garfada e outra ao invés de engolirmos tudo às pressas.

Distrair-se enquanto come muitas vezes afeta a percepção de saciedade, fazendo com que o indivíduo consuma mais do que o necessário para se nutrir.

Agora, pare e pense comigo por um minuto: você iria a um restaurante sofisticado, daqueles que nos preparamos por meses para conhecer, para ficar mexendo no celular, comer às pressas ou não reparar nos pratos servidos? Provavelmente não, certo? Então, por que não tratar suas demais refeições com o mesmo respeito?

A percepção do sabor só será positiva se o estímulo gustativo atingir o cérebro na área do hipocampo responsável pela sensação de prazer.

Nós nascemos do prazer. Para os seres humanos, buscar o prazer é instintivo.

Infelizmente, esse fato já foi descoberto há algum tempo pela indústria alimentícia, que se especializou em criar armadilhas sedutoras para nos manter dependentes de seus produtos, fazendo com que seja extremamente desafiador parar de comê-los.

Já reparou no quão estranho é um produto alimentício vir numa embalagem escrito "SEM PARAR", indicando que o consumidor não vai conseguir parar de comer? É necessário poder, ou melhor, escolher parar.

Tais produtos têm realçadores de sabor em sua composição, substâncias hiperestimulantes que não necessariamente tornam um alimento mais saboroso, mas dão a ele um potencial de sedução muito maior. Entre os principais, destacam-se:

CORANTES	ORIGEM	APLICAÇÃO	EFEITOS ADVERSOS
Amarelo Crepúsculo	Sintetizado a partir da tinta do alcatrão de carvão e tintas azoicas.	Balas, caramelos, cereais, coberturas, gomas de mascar, laticínios, xaropes.	A tinta azoica pode causar alergia, provocando urticária, angioedema e problemas gástricos.
Azul Brilhante	Sintetizado a partir da tinta do alcatrão de carvão.	Balas, cereais, gelatinas, laticínios, licores, queijos, recheios, refrescos.	Pode causar hiperatividade em crianças, além de eczema e asma. Deve ser evitado por pessoas sensíveis a purinas.

CORANTES	ORIGEM	APLICAÇÃO	EFEITOS ADVERSOS
Amaranto ou Vermelho Bordeaux	Sintetizado a partir do alcatrão de carvão.	Balas, cereais, geleias, laticínios, preparados líquidos, recheios, sorvetes, xaropes.	Esse corante já causou polêmica sobre sua toxidade em animais de laboratório, sendo proibido em vários países. Deve ser evitado por pessoas sensíveis a aspirina.
Vermelho Eritrosina	Tinta do alcatrão de carvão.	Geleias, laticínios, pós para gelatinas, refrescos.	Pode ser fototóxico. Contém 557 mg de iodo por grama de produto. O consumo excessivo pode causar aumento de hormônio tireoidiano no sangue em níveis suficientes para causar hipertireoidismo.
Indigotina (azul-escuro)	Tinta do alcatrão de carvão.	Balas, caramelos, gomas de mascar, iogurtes, pós para refrescos artificiais.	Pode causar náuseas, vômitos, hipertensão e alergia, provocando pruridos e problemas respiratórios.
Vermelho Ponceau 4R	Tinta do alcatrão de carvão.	Balas, cereais, frutas em calda, laticínios, refrescos, refrigerantes, xaropes de bebidas.	Deve ser evitado por pessoas sensíveis a aspirina e asmáticos. Pode causar anemia e aumento da incidência de glomerulonefrite (doença renal).
Amarelo Tartrazina	Tinta do alcatrão de carvão.	Frutas cristalizadas ou produtos com sabor artificial de frutas, iogurtes, laticínios, licores fermentados, produtos industrializados à base de cereais.	Pode provocar reações alérgicas em pessoas sensíveis a aspirina e asmáticos. Recentemente, estudos sugerem que a tartrazina em preparados de frutas causa insônia em crianças. Há relatos de casos de afecção da flora gastrointestinal.
Vermelho 40	Sintetizado quimicamente.	Alimentos à base de cereais, balas, geleias, laticínios, recheios, refrigerantes, sobremesas, xaropes para refrescos.	Pode causar hiperatividade em crianças, eczemas e dificuldades respiratórias.

A adição de hiperestimulantes em produtos alimentícios tem o intuito de impulsionar vendas e prender o cliente. Não existe uma preocupação real em nutrir o consumidor, e sim em torná-lo fiel a uma marca ou produto.

Não é novidade que essa relação de dependência impulsionada pela indústria alimentar é responsável por grande parte dos casos de sobrepeso e adoecimento da população. Além de hipercalóricos, esses produtos são altamente biocidas, ou seja, destroem nutrientes ao invés de fornecê-los ao organismo. Mais uma vez nos vemos presos em um ciclo: quanto mais comemos, mais temos a necessidade de nos alimentarmos. E, com o cérebro já condicionado aos padrões industriais, é mais do que natural não buscarmos a diversidade e nos alimentarmos cada vez mais de um só produto.

Esse ciclo é capaz de criar, simultaneamente, um quadro de sobrepeso e desnutrição.

Para sair dessa situação e construir novos hábitos, é fundamental focarmos no prazer.

Constantemente me surpreendo ao observar meus pacientes infelizes com a própria alimentação, que costuma variar entre uma dieta desagradável para perder peso e o retorno aos alimentos biocidas.

Nunca é demais reforçar que qualquer tentativa de reeducação alimentar que retira o prazer do ato de comer será fracassada. Ações como essa só servem para fragilizar ainda mais o indivíduo que busca perder peso, já que fracassos quase sempre deixam como rastro a sensação de incompetência.

Infelizmente, o controle do próprio peso ainda é uma questão complexa, muitas vezes tortuosa. Se antigamente tínhamos dificuldade para encontrar uma grande variedade de alimentos, hoje somos constantemente bombardeados com novos produtos, incluindo suplementos, shakes nutricionais, balas com vitaminas, sucos e chás que, teoricamente, têm como objetivo ajudar a perder peso.

Em meio a tanta oferta, é difícil não se deixar seduzir por algo que promete cumprir todas as necessidades nutricionais do organismo, mesmo que isso signifique renunciar ao sabor.

A estratégia de marketing costuma ser mais poderosa do que o produto em si. Apresentado por modelos magros e musculosos, a promessa é de que, com aquele produto, o indivíduo alcançará um corpo semelhante ao mostrado na propaganda.

O que a propaganda não mostra é o fato de que os modelos associados ao produto têm acompanhamento nutricional, uma rotina de exercícios rígida, bebem água com frequência e, muitas vezes, sequer utilizam o produto.

Existem suplementos capazes de substituir todas as refeições: café da manhã, almoço, jantar e até mesmo lanches podem ser trocados por refeições líquidas que, muitas vezes, têm um sabor bastante desagradável, dando mais uma vez a impressão de que uma alimentação rica em nutrientes tem um gosto ruim.

Mas de onde vem os nutrientes colocados nesses suplementos? São extraídos de algum alimento específico ou são industrializados?

Na maior parte das vezes, trata-se de produtos químicos que nosso corpo sequer reconhece como alimento e, portanto, não são compatíveis com a fisiologia da digestão. Muitas vezes eles não são absorvidos, e quando são, podem gerar inflamações ou intoxicações, como a esteatose hepática.

Pessoas que fazem uso desses produtos costumam experimentar uma sensação inicial de grande bem-estar. Isso se deve ao fato de que, antes da suplementação, a alimentação da grande maioria era composta por calorias vazias, ou seja, pobre em nutrientes. Assim, quando começam a ingeri-los, sentem-se melhor e podem até emagrecer.

Mas essa prática não se sustenta, principalmente, por não ser fisiológica.

MASTIGAR é um processo vital. Na suplementação, os shakes costumam ser líquidos, e as vitaminas, apresentadas em forma de cápsulas ou comprimidos. Isso exclui a necessidade da mastigação, desconsiderando nossos instintos fisiológicos.

Por não serem naturais nem respeitarem as necessidades do corpo, essas tentativas de emagrecimento fazem com que a pessoa acabe retornando aos seus velhos hábitos alimentares, acumulando, consequentemente, o peso que havia perdido.

> Qualquer fórmula que contrarie o delicado processo de educação e consciência corporal do indivíduo é **INCAPAZ** de promover o **EMAGRECIMENTO** de maneira **DURADOURA**.

Existem algumas máximas que não me canso de repetir: fazer um paciente perder peso é fácil; difícil é fazê-lo permanecer magro e com saúde. Este sim é um processo que requer um grande investimento no indivíduo, e não pode ser alcançado com uma fórmula qualquer.

É muito importante conhecer o que se compra e o que se come.

O processo de industrialização dos alimentos descarta sua parte mais nutritiva. No caso do arroz branco, por exemplo, perde-se a casca, composta por pericarpo, tegumento, aleurona e gérmen.

Alimentos orgânicos e naturais, por outro lado, são excelentes fontes de vitaminas, proteínas e sais minerais, fundamentais para a nossa alimentação.

Uma nutrição inteligente é aquela capaz de incorporar alimentos nutritivos de maneira saborosa e atraente.

Nenhum alimento precisa ser proibido se soubermos incorporá-lo de maneira coerente no cotidiano. Comer dois tabletes de chocolate por dia não é necessariamente prejudicial, mas comer duas barras inteiras já é um grave problema.

Este livro é para pessoas que desejam liberdade no processo de perda de peso e construção da saúde. Para mim, liberdade é não depender de nenhum método ou rotina desagradável.

Apenas você pode dizer o que liberdade representa na sua vida.

Mas antes, responda a essa pergunta: como um mesmo produto pode atender à demanda de milhares de pessoas se somos únicos?

A resposta é óbvia: ele não pode. No entanto, é lucrativo para a indústria se você acreditar que sim.

Mesmo que seja muito saudável, um alimento natural não precisa ser incorporado à sua alimentação se você o considera intragável. Afinal, a única maneira de criar uma rotina saudável e sólida é tornando-a prazerosa.

Comece buscando entender qual lugar a comida ocupa na sua vida: você come somente quando precisa ou porque o alimento ajuda a lidar com uma situação estressante no trabalho, um problema familiar, uma briga no relacionamento? Os motivos que nos levam ao excesso podem ser vários, e é nossa responsabilidade cuidar do que nos atinge para alcançarmos a verdadeira liberdade.

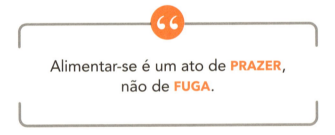

Alimentar-se é um ato de **PRAZER**, não de **FUGA**.

A reeducação alimentar pode ser um processo lento, mas acredite: é melhor adotar um hábito saudável e duradouro do que testar uma fórmula pronta a cada mês, alcançando resultados passageiros e correndo o risco de prejudicar gravemente a sua saúde.

Reeducar o paladar é ressignificar nossa relação com o alimento, comer com consciência e não levar qualquer coisa à boca por impulso.

Ao longo da minha experiência como médica, acompanhei diversos pacientes que desistiram de si mesmos por acharem que seus problemas só se resolveriam por meio de procedimentos invasivos, ou que era tarde demais para adotar um vínculo sadio com a alimentação.

Se você está lendo este livro é porque acredita no poder da mudança, e estou aqui para te dizer que mudar é sempre possível. Somos nosso único bem insubstituível, e o autocuidado é a única maneira de viver de forma plena e saudável.

A reabilitação alimentar é uma estratégia tão poderosa que já vi pacientes perderem 50 quilos em dois anos. E o melhor: eles conseguiram se manter no peso desejado com autonomia e liberdade.

O melhor método para emagrecer é aquele que garante a construção da sua saúde e a melhora da sua qualidade de vida. Independentemente do tratamento escolhido, exija ser observado pelo profissional da saúde como um indivíduo exclusivo, com características e demandas próprias.

Reforço isso porque, infelizmente, é muito comum que o médico não ofereça ao paciente uma alternativa educacional capaz de mudar seu comportamento. Prescrever remédios ou sugerir procedimentos cirúrgicos é sempre mais fácil, mas essa conduta, além de fragilizar o paciente, mantém o poder sobre seu corpo nas mãos de terceiros.

Para muitos, a cirurgia de redução de estômago é colocada como solução, e não como uma medida paliativa. Ignora-se que, sem uma reeducação alimentar adequada, outros problemas surgirão após o procedimento.

Intervenções e medicamentos sempre trarão efeitos colaterais, motivo pelo qual todo tratamento deve ser definido com muito critério e cuidado. É preciso dar ao paciente uma chance de fazer escolhas que prezem pela sua saúde, que invistam na causa do problema (a obesidade), e não apenas no sintoma (o sobrepeso).

Acredito no poder das pessoas, acredito que meus pacientes podem atingir o peso ideal e faço tudo que está ao meu alcance para que não se sintam frágeis, impotentes, incapazes de atingir suas metas.

Há uma indústria que lucra com a desinformação e a fragilidade da população. Poucas empresas estão realmente preocupadas em contribuir para a saúde dos consumidores, pois isso significaria que, em algum momento, seus produtos não seriam mais necessários, o que se traduziria em prejuízo.

Mas nós não somos um produto.

Meu trabalho enquanto profissional da saúde é contribuir para que o exercício da medicina seja em prol de formar indivíduos mais saudáveis, e não de monetizar problemas.

▶ ENTENDENDO OS VALORES LABORATORIAIS

Os exames laboratoriais promovem informações sobre a saúde obtidas a partir da avaliação do sangue, da urina e das fezes. Existem muitos tipos de exames, e apresentaremos aqui alguns dos principais que nos permitem ter uma visão panorâmica da saúde.

Uma interpretação adequada dos exames vai muito além de conferir se os valores estão dentro da faixa de referência. Os resultados devem mostrar um caminho de adoecimento para, assim, possibilitar intervenções antes que o quadro se torne irreversível.

Os valores de referência variam entre os laboratórios, mas vale ressaltar que em alguns casos os valores ótimos podem estar próximos das referência mínimas, e em outros, próximos das referências máximas.

Outro ponto importante é que não podemos avaliar o resultado de um exame isoladamente, sem relacioná-lo à sua trajetória de funções no corpo. Um bom exemplo é o aumento do colesterol observado nas mulheres durante o climatério, que ocorre mesmo que não haja uma piora na qualidade da alimentação.

Nessa fase marcada pela menopausa, tal fenômeno acontece devido à queda dos hormônios: como o colesterol é a matéria-prima para produzi-los, seus níveis aumentam para reduzir a queda hormonal característica do climatério. Assim, o uso de medicação para diminuir o colesterol sem que haja uma análise de outros parâmetros pode não ser a melhor conduta para contornar o problema, podendo inclusive piorar o quadro hormonal, a memória e a saúde musculoesquelética. Isso nos mostra que, mesmo quando pessoas diferentes apresentam os mesmos valores de exames, podem ser necessárias condutas diferentes.

É comum que os pacientes me entreguem seus exames depois de terem avaliado e tirado as próprias conclusões dos resultados. Quase sempre, mudam suas percepções após eu fazer minha avaliação e contextualizar as vulnerabilidades que apresentam.

Para auxiliar você a entender como está sua saúde, listei abaixo os valores ideais dos principais exames, divididos por órgãos ou funções.

Pâncreas:

- Glicemia de jejum: mantenha os valores de referência entre 75 e 85 mg/dL.

- Hemoglobina glicada: até 5,2%.

- Insulina: até 6 mg/dL.

Enzimas do fígado:

- Gama glutamil transpeptidase (gama GT), transaminase oxalacética (TGO) e transaminase pirúvica (TGP): não devem ultrapassar 30 ui/L.

- Colesterol: em torno de 200 mg/dL. O ideal é manter a fração HDL acima de 50 mg/dL.

- Triglicerídeos: em torno de 80 mg/dL.

Metabólitos do rim:

- Ureia: 30 mg/dL.

- Creatinina: 0,9 mg/dL.

- Ácido úrico: até 4 mg/dL.

Glândula tireoide:

- Hormônio estimulador da tireoide (TSH): em torno de 1,2 UI/mL.

- Triiodotironina livre (T3): próximo de 1,8 ng/dL.

- Tetraiodotironina livre (T4): próximo de 12 ng/dL.

- Paratireoide (PTH): não é recomendado que seus valores estejam próximos ou acima do limite máximo.

Hormônios da glândula suprarrenal:

- Sulfato de dehidroepiandrosterona (SDHEA): valores acima de 80% do limite máximo.

- Cortisol: os valores devem ser altos (80% do valor máximo) pela manhã para decrescerem durante o dia.

Marcadores inflamatórios:

- Proteína C reativa ultrassensível (PCR): menor que 1.

- Fibrinogênio: até 250 mg/dL.

- Homocisteína: até 10 µmol/L.

- Dímero D: valores próximos dos limites mínimos.

- Globulina de ligação de hormônios sexuais (SHBG): valores próximos dos limites mínimos.

- Ferritina: em torno de 90 ng/mL para os homens e 50 ng/mL para as mulheres.

- Gamaglobulina: até 14%.

- Fosfatase alcalina: até 100 U/L.

Amostragem nutricional:

- Albumina, proteínas, ferro, cálcio, vitamina D3, vitamina B12 e ácido fólico: recomenda-se manter acima de 80% dos valores máximos.

Avaliação da produção sanguínea:

- Hemograma: é um exame fundamental capaz de fazer importantes revelações sobre a saúde, indicando possíveis casos de anemia, inflamações, alergias, verminoses e até câncer.

- Exame de urina: além de avaliar quadros de infecção urinária, permite identificar se há perda de minerais e proteínas no corpo, entre outras informações.

▶ HISTÓRIA DO CAPÍTULO

Amélia foi ao meu consultório após realizar uma cirurgia para colocar uma prótese de fêmur. O motivo: havia tido uma necrose asséptica (sem infecção prévia) na cabeça do osso.

Apesar da cirurgia ter sido do lado esquerdo do quadril, Amélia sentia dores no corpo todo, e veio encaminhada pela ortopedia com a suspeita de fibromialgia. Quando recebo pacientes com o diagnóstico de fibromialgia, costumo ficar desconfiada. O termo "fibromialgia" tem CID,[5] mas significa, basicamente, dor muscular (*fibro* = fibra, *mio* = músculo, *algia* = dor). Ou seja, eu poderia dizer que 99% dos meus pacientes têm fibromialgia.

Mesmo assim, precisava investigar o motivo do diagnóstico antes de receitar um antidepressivo dual (responsável por repor serotonina e adrenalina, habitualmente usado para o tratamento de dor crônica), um ansiolítico, um hipnótico ou mesmo um relaxante muscular.

O que mais impressionava em Amélia era sua juventude: tinha 23 anos e era recém-casada. Seu marido, igualmente jovem, segurou sua mão carinhosamente durante toda a consulta.

Como alguém dessa idade tinha necrosado a cabeça do fêmur? O que havia de errado com essa paciente?

---

5   Classificação Estatística Internacional de Doenças e Problemas Relacionados com a Saúde, uma das principais ferramentas epidemiológicas do cotidiano médico. (N.E.)

Investiguei problemas genéticos, alterações hematológicas, mas não encontrei nada.

Ainda havia um último passo a ser dado antes de rotulá-la com o diagnóstico de fibromialgia, aprisionando-a ao uso crônico de medicamentos cada vez mais pesados: solicitar exames laboratoriais.

Recebo muitos pacientes que fazem uso de medicamentos fortes para dor por entenderem-na como uma entidade isolada, como se a dor fosse a própria doença.

É sempre desafiador explicar ao paciente que a dor, embora seja o principal motivo do seu incômodo, é somente um sintoma de um problema maior.

Um problema que, em grande parte dos casos, ainda precisa ser descoberto.

A dor é um inimigo desagradável, e conversar sobre possibilidades de diagnóstico com uma pessoa que só foi até você em busca de um remédio para aliviá-la é pisar em um campo minado. Bastam um olhar ou uma expressão mal interpretados para que o paciente exploda, desistindo de retornar ao consultório.

O paciente quase sempre entende que estou duvidando de sua dor, e não buscando as informações necessárias para acabar com o que está causando o desconforto a fim de libertá-lo dos remédios.

Pessoas com histórico longo de uso de opioides (medicamentos derivados de morfina que causam sensação de bem-estar) são um desafio ainda maior. Não raro, esses pacientes chegam a se irritar com qualquer proposta de ação para diminuir ou suspender o uso dos medicamentos.

Dependendo do tempo e da quantidade de opioides, esse processo é praticamente impossível. Ainda que o diagnóstico e a possibilidade de tratar o problema para obter o alívio da dor estejam evidentes, o paciente não aceitará nada que resulte na retirada dos remédios.

Atendi um paciente nessa fase que me dizia, em toda consulta, que "sedar a dor é algo divino". Eu estava com ele quando a esposa o deixou, quando perdeu o trabalho, quando ficou sem dinheiro, tudo isso por ter se tornado um usuário compulsivo de opioides. Vale dizer que muitos pacientes como esse frequentam vários médicos para obter receitas controladas.

Quando Amélia apareceu querendo apenas uma receita, irredutível a qualquer investigação para descobrir a origem da dor, repetindo que tinha ido até mim apenas para conseguir os remédios, fiquei grata por seu marido estar presente na consulta.

Sempre atento e carinhoso com a esposa, ele logo compreendeu minha proposta.

– Peça os exames – disse ele. – Ela vai fazer.

Semanas depois, os dois voltaram ao consultório. Amélia colocou os exames sobre a minha mesa e exclamou:

– Já adianto que estão ruins.

Quando vi os resultados, realmente me surpreendi muito.

Amélia não estava acima do peso, e eu não esperava ver 60 de glicemia em jejum (muito baixo) e 80 de insulina em jejum (muito alto). Mas o que de fato me assustou foi ver 11 de cálcio (muito alto), 114 de paratormônio (PTH), 486 de fibrinogênio (muito alto), 5,8 de proteínas (muito baixo) e 6,9 de hemoglobina glicada.

Estava anêmica, com cortisol, homocisteína, proteína C reativa (PCR) e creatinofosfoquinase (CPK) altos. A vitamina D3, por outro lado, estava muito baixa.

Resumindo, seus exames estavam extremamente alterados.

Seu corpo era uma anarquia bioquímica. Era óbvio que ela sentia muita dor.

Antes de seguir com o caso de Amélia, é preciso lembrar que os resultados dos exames devem ser analisados de forma individualizada, no contexto do paciente. Não basta apenas compará-los com referências de normalidade.

Os marcadores que demonstram inflamação, como a PCR, o fibrinogênio e a homocisteína, devem estar próximos dos limites mínimos.

A CPK aumenta em casos de sofrimento muscular.

O cálcio deve ser analisado juntamente ao PTH: se o cálcio estiver alto no sangue, mas o PTH também, o paciente pode estar perdendo cálcio dos próprios ossos, ou seja, ele não está com cálcio em abundância.

Bons valores de vitamina D3 dependem da realidade do paciente.

O metabolismo glicêmico deve ser avaliado considerando a hemoglobina glicada, a glicemia e a insulina. É possível, por exemplo, que o paciente tenha glicemia baixa em jejum enquanto tem hemoglobina glicada e insulina altas. Isso ocorre porque o pâncreas está hipersecretante, provavelmente porque o indivíduo está acostumado a comer alimentos ricos em glicose. Mas, com o corpo em jejum, o pâncreas mantém a secreção de insulina alta, reduzindo muito a taxa de glicose no sangue. Essa situação, conhecida como hipoglicemia, geralmente precede casos de diabetes, quando o pâncreas se exaure e para de produzir insulina.

Baixos índices de proteínas são comuns em casos de desnutrição, condição em que o cortisol está alto. Nesse quadro, conhecido como catabolismo, ocorre a degradação dos músculos.

Aos 23 anos, Amélia apresentava uma enorme alteração do metabolismo do cálcio. Ao solicitar uma densitometria óssea, verifiquei que já tinha osteopenia (estágio inicial de perda de mineral dos ossos que ainda não é considerado osteoporose) na coluna e osteoporose no fêmur. O ultrassom dos músculos também indicava uma sarcopenia (perda de massa muscular) grave.

Amélia estava inflamada e desnutrida, e o resultado de seus exames explicavam a necrose asséptica, ainda que a paciente não tivesse histórico de traumas.

Mas como ela havia chegado a uma condição bioquímica tão desfavorável? Seria um hiperparatireoidismo? Culpa da insulina tão alta? Não. Era algo maior.

Sem esconder minha surpresa, questionei a Amélia como era sua alimentação.

Costumo avaliar os hábitos alimentares dos meus pacientes na primeira consulta. No caso da jovem Amélia, talvez por ter imaginado logo um problema genético ou uma doença autoimune, acabamos não conversando sobre o assunto.

A pergunta mudou todo o clima do consultório. Amélia ficou muda, o olhar fixo em um ponto à sua frente, desviando do meu.

O marido, antes solícito e delicado, enrijeceu o rosto em uma expressão dura.

– A questão é exatamente essa, doutora. Desde que começamos a namorar eu falo para a Amélia que ela teria problemas. Só não imaginei que seria tão cedo.

Vendo que eu continuava sem entender, ele continuou.

– Amélia não bebe água. O único líquido que ela ingere é refrigerante de cola, cerca de 2 a 3 litros por dia. Se você for à nossa casa, vai se surpreender com o estoque na dispensa. E ela também não come quase nada.

Lá estava a explicação para o alto teor de cálcio no sangue de Amélia: ele estava saindo dos ossos, fazendo com que as paratireoides trabalhassem feito loucas para não deixar faltar cálcio para funções básicas do corpo, como os batimentos cardíacos. E tudo isso por causa do refrigerante, que estava destruindo os minerais do seu corpo.

Após minha explicação, o marido relatou que ela já havia tido várias crises de cálculo renal, chegando a passar por três procedimentos cirúrgicos para retirá-los.

Amélia não tinha sobrepeso aparente, mas sua relação músculo/gordura era um dos motivos da necrose. Ela não tinha força muscular para sustentar o quadril, o que fazia com que sua articulação coxofemoral ficasse sobrecarregada, suportando sozinha o peso do corpo sem qualquer amortecimento. Esse quadro gerou a isquemia (redução da oferta de sangue e oxigênio a uma parte específica do corpo), que, no contexto geral de inflamação e desnutrição do corpo, causou a necrose.

Essa também era a razão das dores musculares.

O diagnóstico estava pronto. Apesar da felicidade de decifrar o enigma da dor, sei que esse é apenas o início de uma nova etapa, muitas vezes bem mais desafiante, e que só será possível executá-la com competência se houver adesão do paciente.

O poder não está mais em minhas mãos.

Convido Amélia a mudar seus hábitos alimentares.

Vejo esperança no rosto do jovem marido, mas quando meu olhar encontra o de Amélia, seus olhos me atravessam numa mistura de frustração e raiva, como se eu a tivesse desmascarado.

Percebo que ela está se sentindo nua. Percebo que aquela descoberta provoca um sofrimento mais forte do que as dores. Ela precisará de tempo para se recuperar.

ATITUDE 3

A hora de comer é um momento nobre. Dê a ele a importância que merece.

Mesmo que você não cozinhe seus próprios alimentos, tire um tempo para fazer as refeições.

Não coma enquanto estiver realizando outras tarefas, incluindo mexer no celular, no computador ou assistir TV. Quando distraída, a pessoa come mais e mais rápido, não percebendo quando se sente satisfeita.

Procure preparar a mesa para as refeições principais, reservando ao menos 20 minutos para desjejum e 30 minutos para almoço e jantar.

Estabeleça um lugar específico para realizar as refeições, evitando ao máximo sofás e quartos. É importante dedicar um momento exclusivo à alimentação, realizando-a em um contexto agradável, um lugar limpo, bem-organizado e bonito, mesmo que simples.

Conecte-se com esse momento. Esteja presente. O ato de comer deve ser prazeroso, então aproveite-o ao máximo.

CAPÍTULO 4

Mastigar é preciso

► COMO A MASTIGAÇÃO INTERFERE NO EQUILÍBRIO DO CORPO

É curioso como às vezes lidamos com coisas óbvias com certo descaso.

Uma das etapas mais naturais da alimentação é a mastigação, e mesmo assim ela é, também, uma das mais negligenciadas.

Não é difícil entender esse descaso: a mastigação é ofuscada pelo sabor e pela textura dos alimentos. Isso ocorre principalmente quando estamos muito concentrados em apreciar algo, seja a comida no prato ou algum programa de televisão que escolhemos assistir durante a refeição.

Para o corpo, porém, a mastigação é tão importante que deveríamos realizá-la lentamente, quase como uma oração. Faz sentido se pensarmos que esse é o momento para demonstrar toda a nossa gratidão pelo alimento que aplaca nossa fome e nutre nosso corpo.

Hoje, substituímos a tradicional cozinha, onde todo o alimento era preparado, por refeições congeladas, fast-foods e serviços de *delivery* que, com apenas um clique no celular, colocam os mais variados tipos de alimento à nossa frente.

Enquanto a produção era artesanal, podíamos perceber o trabalho e o tempo necessários para preparar o alimento. Muitas vezes havia tanto afeto no preparo que o prato trazia, junto da comida, a expressão de amor de quem o cozinhou.

Lavar, cortar, cozinhar, temperar, experimentar... Isso ainda é feito por alguém, mas como não participamos do processo, parece que tudo acontece instantaneamente. Então, sentimos que podemos comer de qualquer jeito e em qualquer lugar, sem consciência alguma do que estamos fazendo.

E podemos mesmo, mas essa prática traz consequências mais sérias do que se imagina.

Nosso sistema de produção segue uma lógica capitalista. Os alimentos são processados de forma cada vez mais rápida, automática, padronizada, prática que o destitui de qualquer pessoalidade ou identidade.

Essa estratégia é rentável para a indústria, mas se nos deixamos levar por essa onda imediatista, abrimos mão de muitas coisas importantes, inclusive do prazer de comer.

Muitas vezes, comemos tão rápido que o corpo nem consegue perceber que está sendo alimentado.

A mastigação é a primeira das várias etapas da digestão, e a única que fazemos conscientemente. Quanto mais mastigamos, mais fácil se torna o processo digestivo. Essa prática tão simples evita problemas como azia, gastrite e até úlceras gástricas e duodenais.

Vem daí a importância de nos alimentarmos com calma, de reservarmos um momento para as refeições, de prestarmos atenção no que colocamos no prato, apreciando e saboreando o alimento.

Se feito com cuidado, o ato de se alimentar promove equilíbrio físico e mental.

Perceba a nobreza desse momento: você está entregando ao seu corpo o combustível que ele precisa para realizar todas as suas funções, desde respirar a beijar quem você ama. E se tudo depende desse combustível, não convém entregá-lo ao organismo de qualquer maneira, certo?

Mastigar lentamente é uma prova de amor e respeito consigo e com o alimento. Quando o fazemos, inúmeras sensações são enviadas ao cérebro. O paladar, por exemplo, é uma função complexa que estimula o nervo gustativo, permitindo-nos perceber diferentes sabores.

A sensação de saciedade também está diretamente relacionada ao tempo da mastigação: se comemos muito rapidamente, o cérebro não consegue liberar os hormônios que sinalizam a saciedade a tempo, e acabamos comendo mais do que o necessário.

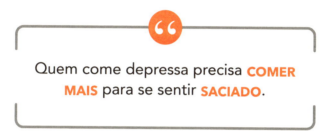

Quem come depressa precisa **COMER MAIS** para se sentir **SACIADO**.

Uma mastigação bem-feita, por outro lado, é capaz de reduzir os hormônios do estresse, como a adrenalina, a noradrenalina e o cortisol.

Isso acontece porque o corpo, graças ao instinto de sobrevivência, entende que estamos fazendo algo que nos manterá vivos.

Nosso corpo merece essa segurança.

Envolva-se com a mastigação, fazendo-a com cuidado e sem pressa.

Rotinas também são importantes para manter o equilíbrio do corpo. Estabeleça horários para se alimentar, dedicando ao menos 20 minutos para o café da manhã e 30 minutos para almoço e jantar.

Tenha em mente que, se o alimento é a principal fonte de energia do corpo, negar esse tempo às refeições ou trocá-las por lanches rápidos é como abastecer seu carro com o mínimo de combustível – uma hora ele simplesmente irá parar de andar.

Uma boa forma de se envolver com a alimentação é evitar dietas monótonas. Torne suas refeições saborosas e criativas, cheias de cores, aromas e texturas. Evite também comer tudo refinado ou batido no liquidificador; os dentes foram feitos para cortar e triturar os alimentos, então dê trabalho a eles.

Como vimos, o sistema digestivo é fundamental para a manutenção das funções do organismo, motivo pelo qual possui um sistema nervoso autônomo. Suas paredes possuem uma ampla rede de células nervosas com total autonomia sobre todas as etapas do processo digestivo. Assim, ele é capaz de receber, processar e responder a estímulos com eficiência, além de transmiti-los a outros centros nervosos.

O estresse adrenal crônico pode causar ansiedade e depressão, afetando o sistema nervoso central.

No intestino e no estômago, essa condição favorece a isquemia da mucosa gástrica e duodenal, que reduz a produção do muco protetor do estômago e do duodeno, alterando a motilidade intestinal.

A combinação entre ansiedade e a pressa em comer, ignorando a mastigação correta, levam à disbiose. Essa desordem do ambiente intestinal afeta novamente o funcionamento do sistema nervoso central, piorando o quadro de ansiedade e dando início a um perigoso ciclo vicioso.

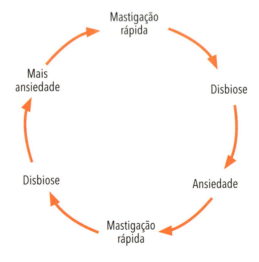

Uma mastigação adequada começa com a amamentação.

O esforço que o bebê faz para sugar o leite materno trabalha o tônus e a força muscular, sendo diretamente responsável pelo desenvolvimento dos ossos da face e, consequentemente, de uma futura mastigação adequada.

Pessoas impedidas de amamentar devem estimular outras formas de sucção para fortalecer a musculatura dos bebês. Atente-se na hora de escolher a mamadeira, dando preferência aos bicos com orifícios pequenos. Isso contribuirá para o desenvolvimento do sistema digestivo da criança, evitando problemas futuros.

Um erro comum cometido pelos pais é prolongar a dieta pastosa das crianças. Essa atitude aparentemente inofensiva é bastante prejudicial, já que pode atrasar o desenvolvimento da musculatura da face, causando deformações da arcada dentária e até distúrbios da fala. O uso prolongado da chupeta também é prejudicial para os músculos da mastigação.

Nos adultos, a mastigação incorreta pode acarretar problemas na articulação temporomandibular (ATM) e até na coluna cervical. Se essa alteração continuar por um tempo prolongado, forma-se um quadro de inflamação, com dor local irradiada para a região cervical e para os ouvidos. Isso dificultará ainda mais uma mastigação eficiente, levando ao consumo de alimentos mais macios e pastosos – que, geralmente, são aqueles com o índice glicêmico mais alto.

Pessoas com má oclusão dentária, mordida errada, obturações desgastadas, fraqueza dos músculos mastigatórios, grandes desvios de septo e alterações inflamatórias como rinites, sinusites e obstrução nasal também podem apresentar uma mastigação ineficaz. Nesses últimos casos, o problema ocorre por conta da respiração oral, que, ao causar alterações na arcada dentária, pode dificultar a oclusão necessária para a mastigação.

É este o caso de Fernanda, que me procurou para tratar um quadro de polineuropatia diabética, uma condição que causa inflamação dos nervos, provocando muita dor.

Aos 42 anos de idade, diabética há 22 anos, Fernanda era obesa, hipertensa, tinha colesterol e triglicerídeos altos e usava medicamentos para tratar diabetes, depressão e ansiedade. Também fazia uso contínuo de anticoncepcional, pois sofria com problemas ginecológicos como ovários policísticos, miomas e endometriose.

Morava com os pais, que, já idosos e fragilizados, demandavam muita atenção. A rotina de 6 horas diárias de trabalho e os cuidados com a própria saúde e a dos pais a deixavam esgotada.

Como é de se imaginar, Fernanda estava sempre exausta.

Grande parte do dinheiro da família era gasto em medicamentos. Logo, receitar mais remédios para tratar a polineuropatia não me parecia uma boa opção.

Propus, então, que qualificássemos sua alimentação. Foi quando me surpreendi com algo que certamente estava na raiz dos problemas da paciente.

Fernanda não conseguia mastigar.

Não havia sido amamentada durante a infância, passando a vida toda à base de alimentos pastosos, mais propriamente mingaus. Quando criança, não gostava de alimentos sólidos e não foi estimulada a comê-los. Agora, seu aparelho mastigatório não funcionava corretamente: Fernanda não conseguia apreender o alimento nem triturá-lo. Alimentava-se como uma criança cujos dentes ainda não nasceram, e sua preferência por alimentos de sabor doce, que não oferecem os nutrientes necessários ao organismo, explicava aquela precária condição de saúde. Vale lembrar aqui que alimentos refinados têm seu índice glicêmico aumentado, e mesmo produtos de qualidade, quando triturados, perdem parte de seus benefícios.

Por conta desse quadro, a anatomia de sua face era tão alterada que, ainda que se esforçasse, sua boca não se articulava de forma adequada. Sua fala também era bastante infantilizada, assim como seu comportamento: mesmo aos 42 anos, Fernanda tinha dificuldade para enfrentar desafios primários, encarando a vida com uma autoimportância própria da fase narcisística das crianças.

Fomos em busca de orientação nutricional, mas o desafio permanecia: a alteração na face era tão intensa que não era possível colocar aparelho ortodôntico; a paciente precisaria começar o tratamento com uma grande cirurgia para então fazer outras menores.

Este é um dos muitos exemplos de como a mastigação inadequada pode provocar o adoecimento de todo o corpo. De modo geral, as dificuldades no processo de digestão podem causar estufamento gástrico, dor abdominal, sonolência, refluxo, vômito, disbiose e até halitose.

> Se o seu hálito não está agradável como você gostaria, experimente **MASTIGAR MELHOR**.

▶ HISTÓRIA DO CAPÍTULO

Augusto é um jovem de 19 anos. Tímido, com sobrepeso, tem poucos amigos e muita dificuldade na escola.

Em casa, passava praticamente todo o tempo dentro do quarto escuro. Sua mãe insistia para que ele ao menos abrisse as janelas, mas nem isso era bem recebido.

Embora nunca tivesse atentado contra a própria vida, esse era um discurso muito presente na vida de Augusto. A mãe, separada do pai há dez anos, não sabia mais o que fazer. Foi então que Augusto manifestou o desejo de fazer uma lipoaspiração: tinha visto diversos casos na Internet em que as pessoas recuperavam a autoconfiança após a cirurgia.

Quando os dois chegaram ao meu consultório para avaliar a possibilidade da lipoaspiração, pedi logo alguns exames clínicos. Os resultados estavam muito alterados, e o que chamou minha atenção no exame físico, mais do que o abdômen aumentado, foi a ginecomastia, condição caracterizada pelo aumento do tecido mamário nos homens.

Augusto apresentava uma alteração nas enzimas hepáticas, o que justificava o aumento das mamas. A metabolização dos hormônios ocorre no fígado, e quando ele está alterado, acaba transformando hormônios masculinos em femininos.

Começamos a conversar sobre sua alimentação, que, segundo a mãe, era à base de biscoito de polvilho e pipoca doce industrializada. Então expliquei a Augusto que, se ele quisesse um emagrecimento duradouro e saudável, seriam necessárias algumas mudanças em seu estilo de vida, a começar pela alimentação e pela prática de atividades físicas. Caso contrário, a cirurgia teria um efeito momentâneo, correndo o risco de frustrá-lo ainda mais quando o corpo retornasse à forma anterior.

Mas Augusto não queria ouvir. Sua autoestima estava tão minada que ele havia depositado as últimas esperanças de felicidade naquela lipoaspiração. Independentemente do que eu dissesse, sua decisão já havia sido tomada: o paciente optou pela cirurgia.

Para compreender melhor o caso de Augusto, precisamos antes entender como funciona a lipoaspiração.

Existem duas camadas de gordura no abdômen: a gordura subcutânea (localizada abaixo da pele e acima da parede abdominal) e a gordura intra-abdominal (ou visceral, localizada abaixo dos músculos abdominais e entre as vísceras).

Na lipoaspiração, retira-se somente a gordura subcutânea. Logo, se o paciente apresenta muita gordura intra-abdominal, o procedimento não será tão eficiente. É por isso que a lipoaspiração não é a mais indicada para pessoas obesas.

O aumento da gordura intra-abdominal, mais nociva à saúde, é mais comum em pessoas que apresentam problemas metabólicos como esteatose hepática, diabetes e hipertensão. Como este era o caso de Augusto, a lipoaspiração não faria uma grande diferença estética em seu corpo, nem mesmo melhoraria seus marcadores bioquímicos, reduzindo processos inflamatórios ou corrigindo alterações hormonais.

Considerando que Augusto já apresentava problemas sistêmicos, expô-lo às vulnerabilidades de um procedimento cirúrgico com anestesia geral e todas as possíveis dificuldades do pós-operatório – como o risco de embolia, mais comum em pacientes com quadros crônicos de inflamação – era arriscado demais para obter poucos benefícios. Acontece que muitas vezes, ansiosos para atingir a imagem desejada, os pacientes não conseguem ter uma percepção realista do próprio contexto, arriscando-se em procedimentos complexos sem de fato analisar os ganhos.

Em 2020, o Brasil atingiu o primeiro lugar no *ranking* dos países que mais realizam cirurgias plásticas segundo a Sociedade Internacional de Cirurgia Plástica Estética (ISAPS). A lipoaspiração é a segunda cirurgia plástica mais realizada pelos brasileiros, atrás apenas do implante de prótese mamária.

O número de homens que buscam tratamentos estéticos é crescente, representando, hoje, cerca de 30% do público total. O procedimento mais realizado é a cirurgia de ginecomastia (redução do tecido mamário masculino), e o segundo, a lipoaspiração.

Mais uma vez, salvo em casos específicos, retirar o tecido mamário resolve apenas a parte estética do problema, e por tempo limitado. Para que não volte a ocorrer, é importante corrigir as alterações bioquímicas que levaram às alterações hormonais responsáveis pelo quadro de ginecomastia.

Sem uma mudança de hábitos expressiva, em cerca de um ano o paciente poderá voltar a acumular gordura, seja na região afetada anteriormente ou em outras partes do corpo, como coxas e braços.

A busca por resultados rápidos com pouco esforço é, hoje, um dos maiores motivos que levam pacientes a optar pela lipoaspiração. Antes de realizar qualquer procedimento, porém, é preciso analisar o próprio contexto sem ansiedade e corrigir maus hábitos.

> Mudança de hábitos > Melhora da qualidade de vida > Perda de gordura sem lipoaspiração

 ATITUDE 4

Vamos aprender a identificar possíveis erros mastigatórios?

Para começar, é preciso observar a qualidade do bolo alimentar. Uma mastigação eficiente é aquela que transforma os alimentos em uma massa pastosa. Logo, engolir pedaços grandes de alimentos ou beber líquidos para ajudar a deglutição é negligenciar a mastigação. Se você sente dor durante esse processo ou escuta estalos e ruídos, é sinal de que algo está errado.

Observe também o aspecto das fezes. Quando a mastigação é ineficaz, muitas vezes é possível ver pedaços não digeridos dos alimentos da última refeição.

Veja abaixo alguns cuidados que podem ajudar você a mastigar melhor.

- ▸ Evite comer enquanto realiza outras atividades: foque no ato da alimentação, atentando-se à mastigação e ao sabor dos alimentos.

- ▸ Coloque pequenas porções de alimento na boca. Quanto mais espaço houver para a formação do bolo alimentar, mais confortável e eficiente será o processo.

- Ao mastigar, utilize os dois lados da boca e só engula o alimento depois que estiver pastoso.

- Não beba líquidos para ajudar o alimento a descer.

- Para fortalecer a musculatura, evite alimentos muito macios, dando preferência àqueles de texturas diferentes, crus ou pouco cozidos, como frutas, castanhas, sementes e saladas.

- Caso sinta dores para mastigar, experimente fazer exercícios como sugar, através de um canudinho estreito, um suco ou vitamina espesso o suficiente para forçar os músculos da bochecha. Se isso não ajudar, procure o auxílio de um fisioterapeuta ou fonoaudiólogo.

- Caso desconfie de desvios ou alterações anatômicas, consulte um ortodontista.

Vale lembrar que o equilíbrio muscular do sistema de mastigação é fundamental para prevenir problemas que podem surgir na terceira idade.

Ao fortalecer a musculatura responsável pela mastigação, evita-se a perda de minerais dos ossos da mandíbula, prevenindo-se, consequentemente, contra a queda dos dentes.

A mastigação correta também é fundamental para a saúde do intestino. Enquanto mastigamos, a mucina presente na saliva envolve cada partícula do alimento como se fosse um plástico filme, permitindo que o bolo alimentar deslize suavemente do esôfago ao intestino e evitando, assim, atritos físicos e lesões químicas. Esse muco também permite que as partículas se agreguem para formar ao bolo fecal.

E então, como está sua mastigação? Aproveite para anotar abaixo o que é preciso melhorar para dar mais um passo em direção à construção de uma vida saudável.

78 12 ATITUDES PARA VIVER FELIZ E EM EQUILÍBRIO COM SEU PESO

CAPÍTULO 5

O que o seu intestino revela

Este capítulo, curiosamente, foi um dos primeiros que pensei em colocar no livro.

Curiosamente porque falarei aqui sobre o destino final do processo digestivo: o intestino. Esse órgão, cuja função é eliminar aquilo que não nos serve, é crucial para a construção da saúde e, é claro, para o emagrecimento.

Ao longo deste capítulo, além de compreendermos a importância do intestino, entenderemos que seu papel não se limita à formação e eliminação do bolo fecal. Com os cuidados certos, esse poderoso órgão pode nos proteger de situações extremamente desafiadoras, como síndrome do intestino irritável, cânceres, ansiedade e até mesmo depressão.

Já não é novidade que os alimentos ultraprocessados fazem mal ao corpo. Compostos majoritariamente por carboidratos simples, corantes, conservantes e açúcares, eles favorecerem quadros diabéticos e são extremamente lesivos à flora intestinal. Essa alteração da flora recebe o nome de disbiose.

Quase tudo no nosso corpo funciona como uma via de mão dupla. Assim, da mesma forma que um quadro de disbiose intestinal se forma quando nos alimentamos de maneira inadequada por um grande período, o próprio quadro gera no corpo a necessidade de consumir alimentos que se transformam em glicose rapidamente. E tais alimentos costumam ser os mesmos que provocaram a disbiose.

Todo tratamento medicinal completo que tenha como proposta melhorar a qualidade de vida do indivíduo deve focar intensamente no intestino para de fato ser efetivo.

Ao longo da vida, cada intestino sofrerá desgastes diferentes. Assim, é necessário identificar primeiro quais hábitos são nocivos ao seu funcionamento e equilíbrio.

Dentre os principais, podemos destacar:

Uso de aditivos químicos.
Antibioticoterapia: estudos indicam que 14 dias sob o uso de antibióticos pode desorganizar a flora bacteriana por até 2 anos.
Quimioterapia.
Radioterapia.
Desrespeito ao ritmo intestinal.
Alimentação inadequada: além dos excessos envolvendo a alimentação ultraprocessada, devemos considerar regimes restritivos em quantidade ou qualidade, dietas *low carb* e jejuns. Pacientes que se submeteram à cirurgia bariátrica ou à colocação de balão intragástrico também devem redobrar os cuidados com a alimentação.

Nosso corpo é formado por cerca de 10 trilhões de células e 100 trilhões de micro-organismos, o que significa que, em condições saudáveis, somos mais bactérias do que células. Sei que essa informação pode ser difícil de absorver, mas é importante entendê-la para seguirmos em frente.

O trato gastrointestinal concentra o maior número e a maior diversidade dessas bactérias, que se dividem entre benéficas (probióticas) e maléficas (patógenas). Os tipos de bactérias variam de acordo com a região do intestino. No duodeno, parte superior do órgão, o ambiente é hostil devido à presença dos ácidos gástricos, dos sais biliares e do suco pancreático, e nem todas as bactérias conseguem habitá-lo. Por isso é tão importante preservar a acidez natural do estômago, evitando alimentos que prejudiquem essa função – é o caso dos antiácidos, que prejudicam a digestão proteica, provocando alterações na colonização do aparelho digestivo.

À medida que o intestino se distancia do estômago, aumenta-se a concentração de bactérias, e é no intestino grosso que a maioria delas irá habitar. De modo geral, existem quatro grandes famílias (ou filos) responsáveis por colonizar o ecossistema intestinal: Bacteroidetes, Firmicutes, Proteobacteria e Actinobacteria, das quais derivam outras variações. A função adequada da microbiota intestinal depende do equilíbrio entre esses grupos. Assim, a desorganização entre eles ou a inclusão de novos grupos levam ao desequilíbrio da microbiota e, consequentemente, ao surgimento de doenças.

O maior modulador da flora intestinal é o alimento. O consumo de calorias em excesso, por exemplo, leva à proliferação de Firmicutes, que favorece a extração e a estocagem de nutrientes, predispondo ao ganho de peso.

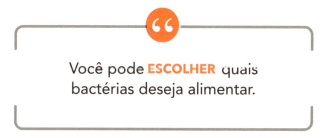

> Você pode **ESCOLHER** quais bactérias deseja alimentar.

Uma alimentação que nutra ativamente nossas bactérias benéficas é, e não posso dizer isso de outra forma, **EXTREMAMENTE IMPORTANTE**.

Sem a alimentação adequada, nossas bactérias começarão a se alimentar da mucosa intestinal, que, impedida de se renovar, poderá dar origem a um quadro de úlceras.

Mas o que acontece se as bactérias patógenas forem alimentadas?

O crescimento desordenado de bactérias nocivas à saúde leva à destruição e não absorção de vitaminas, minerais e proteínas, o que significa que o indivíduo ficará desnutrido mesmo que tenha uma alimentação adequada e/ou faça uso de suplementos.

Infelizmente, essas bactérias também aumentam o risco de câncer. A glutamina é nosso aminoácido mais abundante: em condições normais de saúde, 80% é produzida pelo corpo e somente 20% vem da alimentação. Essas pequenas moléculas formarão proteínas que irão nutrir e reparar tecidos diversos, como músculos, unhas, pele e cabelos. Elas também servem de fonte energética para a reprodução das células do sistema imunológico do intestino, além de participarem do controle ácido-base do corpo. Por outro lado, o excesso de glutamina favorece a produção de nitrosaminas, compostos químicos cancerígenos formados em ambientes fortemente ácidos a partir de nitritos, aminas e toxinas produzidas por bactérias patógenas.

Além de alterar as aminas bioativas (bases orgânicas de baixo peso molecular com funções biológicas diversas), a ação das bactérias pode reduzir a produção de serotonina e endorfina. Em outras palavras, é possível que um quadro de depressão seja desencadeado por um quadro de disbiose.

O intestino é um órgão muito complexo, e estudá-lo, mesmo que superficialmente, ajuda-nos a compreender o grande valor de preservar sua saúde. Só para se ter uma ideia de sua extensão, se pudéssemos esticá-lo completamente, abrindo todas as suas vilosidades, seus seis metros de comprimento seriam capazes de cobrir uma área semelhante a de um estádio de futebol. Essa ampla superfície possibilita a absorção de nutrientes e a excreção de diversas substâncias.

Não tinha como algo tão extenso ter uma função menos nobre.

Uma flora intestinal desequilibrada também estimula a produção de fungos, como a cândida. No geral, os fungos se fortalecem em situações de estresse.

Alguns alimentos fermentados, como kefir, kombucha, tempeh, iogurte, chucrute e levain, são muito eficazes para a reposição e a manutenção da flora intestinal normal. No entanto, indivíduos com problemas de saúde acarretados por fungos devem ter muita atenção à dieta, evitando bebidas alcoólicas e produtos fermentados (incluindo os citados acima) e tomando muito cuidado com a ingestão de açúcares.

Vale lembrar que a utilização de alimentos fermentados, mesmo os naturais, deve ser feita com orientação adequada. Cada indivíduo é único, cada condição tem uma causa particular, e nem sempre aquilo que é bom para alguém será bom para você. No caso de uma superpopulação de fungos, por exemplo, alimentos fermentados provavelmente serão muito lesivos.

Um hábito comum que vejo meus pacientes adotarem para melhorar a saúde do intestino é o de ingerir mais alimentos ricos em fibras. Até aí, ótimo, certo? Bem, depende. Se o consumo de líquidos não for proporcional, as fibras endurecerão as fezes, paralisando o intestino. Da mesma forma, fibras insolúveis em excesso também podem atrapalhar a absorção de nutrientes.

Os cuidados com o intestino vão muito além de ir ao banheiro com frequência, é verdade. Mas é crucial que, no processo de construção da saúde, dediquemos um tempo para realizar as evacuações com calma. Caso contrário, além de nos fazer sofrer com desconfortos, dores abdominais e hemorroidas, as fezes retidas irão favorecer a proliferação de bactérias formadoras de gases, mantendo no organismo toxinas que deveriam ser eliminadas.

Com a ajuda dos exames certos, como a pesquisa de sangue oculto nas fezes e os estudos de coprologia funcional, podemos analisar os problemas intestinais com profundidade.

A coprologia funcional auxilia na compreensão geral da saúde do intestino, incluindo sua capacidade de absorção. Há casos mais complexos em que o paciente evacua com frequência, mas elimina os nutrientes sem absorvê-los. Por incrível que pareça, olhar o aspecto das fezes no vaso sanitário já ajuda a entender o que o corpo está dizendo. Fezes saudáveis têm uma forma definida e não se dissolvem na água. Quando estão endurecidas, em cíbalos ou apresentando resíduos alimentares, algo não está adequado. A alternância entre diarreia e fezes ressecadas é mais um fator que denuncia a pouca saúde do intestino.

Há também o exame de colonoscopia, muito comum para a detecção de tumores. Vale ressaltar, no entanto, que não se trata de um recurso preventivo, e sim de documentação. Digo isso porque existe a expectativa de que, encontrando o problema precocemente, seu tratamento será efetivo. Em partes isso não deixa de ser verdade, mas é melhor que o problema nem chegue a existir – o que implica em outros cuidados.

> **Um ambiente intestinal EQUILIBRADO é uma forte defesa para a saúde de todo o corpo.**

Ainda temos muito o que aprender sobre a importância do aparelho digestivo, mas até agora já vimos que ele é um grande aliado na proteção imunológica e que seu desequilíbrio pode predispor seu corpo a várias doenças autoimunes, como tireoidite, doenças reumatológicas, cândida, herpes e até câncer.

Quando as pessoas me procuram para perder peso, sempre me empenho em propor um tratamento que respeite e proteja o intestino, pois este é o caminho para um emagrecimento duradouro e saudável.

Agora, vamos falar um pouco de você. Como está a saúde do seu intestino? O que você entende e observa sobre seus padrões intestinais? Tire um tempo para pensar nisso. Vamos, lentamente, construir mudanças sólidas e duradouras para a sua nova versão.

Para ilustrar a importância da nossa relação com o intestino, irei contar a história de Letícia.

Letícia era uma mulher bonita, dedicada e bem-sucedida. No papel, ela parecia ter tudo para ser feliz, mas na prática sentia-se sempre triste, ansiosa ou estressada.

Uma das coisas que mais a incomodava era sua dificuldade para perder gordura abdominal. Mesmo que emagrecesse, Letícia parecia nunca conseguir se livrar daquela gordurinha localizada na barriga.

Ela me procurou com a intenção de diminuir suas dores intestinais e perder peso.

Perguntei a Letícia como era um dia comum em sua vida.

– Doutora, eu geralmente acordo cedo, tomo um café e vou para o trabalho – ela respondeu. – Nem sempre dá tempo, mas quando sinto que meu intestino está muito preso, como um mamão ou troco o café por chá de sene.

Sua resposta já dizia muito. Expliquei a ela que devemos evitar a cafeína em jejum por ser uma substância que irrita as mucosas do esôfago e do estômago. Embora algumas pessoas acreditem que ela aumenta a motilidade intestinal (peristalse), ela é excitatória porque inibe a ação do ácido gama-aminobutírico (GABA), que promove a sensação de calma e relaxamento, o que pode gerar ansiedade.

Letícia continuou. Contou que almoçava fora todos os dias, e como vivia sozinha, não era muito fã de cozinhar em casa.

À exceção dos momentos em que recebia alguma visita, minha paciente se alimentava principalmente de comidas de aplicativos ou alimentos congelados que só precisava aquecer no micro-ondas ou no forno.

– Quando começou essa dificuldade para ir ao banheiro? – perguntei a ela.

– Não sei ao certo. Acho que sempre tive esse problema, mas quando estou preocupada com o trabalho, estressada, piora muito.

Situações novas ou estressantes afetam diretamente o intestino. Basta pensar em como algumas pessoas têm dificuldade para ir ao banheiro fora de casa ou em lugares desconhecidos.

Na visão da medicina tradicional chinesa, a prisão de ventre ou constipação intestinal ocorre em pessoas de perfil controlador. Trata-se da materialização do medo de perder, seja dinheiro, reconhecimento, amigos, familiares ou até a pessoa amada. Em muitos casos, essas pessoas são competentes e reconhecidas profissionalmente.

Outra causa comum são as intolerâncias alimentares, como a lactose, glúten, albumina do ovo, entre outras. Não raro, só se descobre que o alimento estava fazendo mal depois de excluí-lo da rotina.

A lactose, assim como a sacarose e a maltose, são formas de açúcar não absorvidas pelo corpo. Para que sejam digeridas, é preciso antes transformá-las em glicose. Quando o corpo não consegue realizar esse processo, tem-se o diagnóstico de intolerância.

Ainda que não haja intolerância, uma flora intestinal alterada é mais propensa a provocar desconfortos depois de entrar em contato com alguns tipos de alimentos, como feijão, soja, ovos, leite e glúten.

Nossa saúde não é construída a partir do que comemos, mas do que absorvemos.

A boa notícia é que o epitélio da parede intestinal se renova com facilidade, em torno de cinco dias em condições ideais.

Cerca de 90% da produção de serotonina, o hormônio da felicidade, acontece na mucosa intestinal. Pensando nos problemas relatados por Letícia, fazia muito sentido que ela estivesse se sentindo ansiosa, triste e desmotivada, não é?

Com certeza um intestino saudável proporcionaria a ela mais qualidade de vida.

Cuidando do nosso corpo por inteiro, quebramos o ciclo vicioso de maus hábitos que afetam o sistema intestinal:

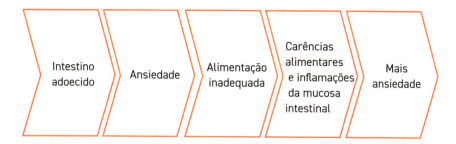

Ao final do relato, Letícia também contou que ocasionalmente sentia ardência ao urinar. Quando perguntei se tinha o costume de beber água, ela negou dizendo que não gostava do "sabor", mas que ingeria muitos sucos.

Infelizmente, a pouca ingestão de água tem sido um problema cada vez mais comum, principalmente entre crianças, mas também atinge adultos.

A ardência relatada por Letícia provavelmente era uma consequência do seu intestino constipado.

Pessoas com vagina apresentam uma "desvantagem" biológica nesse sentido, pois o acúmulo de bactérias nocivas ocorre muito facilmente na região perianal, chegando rapidamente ao canal vaginal e uretral.

Se a pessoa for sexualmente ativa, esse problema é ainda mais comum.

A bactéria mais frequente nos casos de infecções urinárias de repetição é a *Escherichia coli*. Por ser encontrada no intestino, é comum que pacientes sintam vergonha ao receberem o diagnóstico, acreditando que estão em falta com a higienização de suas partes íntimas. Mas essa nem sempre é a origem do problema: a infecção urinária em pessoas com vagina está estreitamente relacionada a uma dieta rica em açúcares e à constipação do intestino.

Isso acontece porque o acúmulo de fezes no intestino grosso causa uma multiplicação excessiva de bactérias, que migram com facilidade para a uretra. Devido ao comprimento menor e à proximidade anatômica da uretra com o espaço perianal, elas rapidamente atingem a bexiga mesmo em condições adequadas de higiene. Em pessoas com pênis, o comprimento da uretra é maior, assim como a distância desta em relação ao ânus, o que configura um fator protetivo.

Não estou dizendo que os cuidados com a higiene podem ser negligenciados: esta deve ser uma prática constante, é claro, mas tenha em mente que isso pode não ser o suficiente se o intestino estiver superpovoado por bactérias patógenas.

Logo, para tratar a infecção, é preciso melhorar a flora bacteriana, ou "limpar" o intestino das bactérias maléficas.

Alimentação

A Organização Mundial da Saúde (OMS) estima que aproximadamente 2,7 milhões de vidas poderiam ser poupadas a cada ano se o consumo de frutas e verduras fosse maior.

A Organização das Nações Unidas para a Alimentação e a Agricultura (FAO) recomenda o consumo diário de 400 gramas de frutas e verduras por dia. Também deve-se evitar ao máximo o consumo de carboidratos simples e alimentos processados a fim de prevenir adoecimentos degenerativos causados por maus hábitos alimentares.

Presenciamos, em todo o mundo, um aumento da mortalidade por doenças degenerativas, e o baixo consumo de frutas e verduras está entre os dez fatores de risco associados à mortalidade global.

Devemos incluir o consumo adequado de água em quantidade e qualidade de maneira consciente. Muitas vezes esse consumo é negligenciado, feito apenas quando o indivíduo sente sede, quando o recomendado é a ingestão de 2 a 3 litros de água por dia.

À exceção de problemas graves e emergenciais, o tratamento da disbiose baseia-se em uma alimentação o mais natural possível. O uso isolado de antibióticos não apresenta eficácia nesses casos, já que combate tanto as bactérias maléficas quanto as benéficas.

Em casos mais controlados, o uso de peróxido ou a prática da ozonoterapia terá uma eficácia muito maior na redução de bactérias patógenas. O mesmo ocorre com a administração de enzimas como betaína, papaína, pancreatina, protease e bromelaína, que ajudam a promover uma digestão mais eficiente.

Mas atenção: o uso de enzimas deve ser feito com muito critério.

Veremos várias vezes neste livro que nenhum tratamento, seja por meio de medicamentos ou cirurgias, se compara ao desenvolvimento de hábitos alimentares saudáveis.

Pessoas que moram sozinhas, como Letícia, costumam ter o que chamo de uma cozinha pouco funcional. Não se trata de um lugar para preparar alimentos, mas para desembalar, servir e comer. E como já vimos, os alimentos que compramos prontos são, em sua grande maioria, alimentos biocidas. Essas pessoas geralmente evitam "bagunças" na cozinha, chegando a evitar comprar alimentos naturais por estragarem mais rápido.

Os alimentos podem ser divididos entre biogênicos, bioativos, bioestáticos e biocidas. Alimentos biogênicos e bioativos são os mais naturais e saudáveis, mas, dependendo do grau de processamento a que são submetidos, podem ir perdendo suas propriedades até se tornarem bioestáticos ou biocidas.

Biogênicos: são aqueles que expandem e geram a vida, ou seja, sementes germinadas e brotos produzidos a partir de cereais (grãos de trigo germinados, arroz), oleaginosas (gergelim, linhaça, girassol), leguminosas (feijões, lentilha, ervilha), hortaliças e ervas.

Bioativos: são aqueles que ativam a vida e complementam a alimentação, como frutas, verduras, cereais (trigo em grãos) e legumes. Por serem vivos, os alimentos biogênicos e bioativos trazem energia e vitalidade a indivíduos de qualquer idade, assegurando o bem-estar do organismo.

> **Bioestáticos:** são aqueles que diminuem a vida, ou seja, alimentos cuja energia vital foi diminuída pela ação do tempo, como a farinha de trigo integral. Isso pode ocorrer em função de estocagem, refrigeração, congelamento ou calor. Eles garantem o funcionamento mínimo do corpo, mas envelhecem as células.

> **Biocidas:** são aqueles que destroem a vida, ou seja, produtos industrializados cuja energia foi destruída por processos físicos ou químicos de refinamento, conservação ou preparação (como a farinha de trigo refinada). Seu alto teor de aditivos químicos pouco a pouco envenena as células do corpo.

Apesar de o consumo de alimentos biocidas ser mais comum entre pessoas que vivem sozinhas, isso não significa que seja um hábito restrito a um grupo. Em maior ou menor dose, pode ser largamente atribuído à maioria da população.

Sempre digo a meus pacientes que de uma cozinha pode sair doença ou saúde.

Faço agora um convite a todas as "Letícias" e "Letícios".

Aprendam a cozinhar.

Quem cozinha geralmente se envolve de uma forma muito amorosa com os alimentos.

A experiência de dividir a cozinha com pessoas queridas pode ser muito rica em carinho e afeto.

Se você mora sozinho, experimente convidar amigos, familiares ou quem sabe um futuro amor.

Lembre-se de que a função da nutrição vai além de alimentar o corpo. É preciso, também, nutrir a alma.

Na sua cozinha, inclua alimentos naturais, orgânicos, integrais, ricos em fibras, que contenham enzimas. Frutas e verduras, aliás, têm enzimas digestivas em abundância.

Não se esqueça também das sementes, em especial a de linhaça, que é uma grande aliada contra a constipação.

Agora que você já sabe que produtos industrializados, ultraprocessados e cheios de açúcares alimentam bactérias patógenas, gerando um ciclo de inflamações, reduza-os gradualmente da sua dieta.

A carne vermelha, principalmente as defumadas e embutidas, como presuntos ou salames, estão fortemente relacionadas a tumores no intestino. Procure evitá-las, ou dê preferência a carnes orgânicas.

A necessidade de água é individual, mas recomenda-se, como vimos, entre 2 e 3 litros por dia. Interferem nessa necessidade a temperatura e a qualidade dos alimentos consumidos.

Um fato curioso é que, formado o quadro de inflamação, o paciente fica edemaciado, ou inchado, e por isso não sente tanta sede. Mas é exatamente nesses casos que se deve beber mais água, pois é ela que irá limpar e desinchar o corpo. Pode parecer desafiador no começo, mas, uma vez que o corpo fica mais "enxuto", a sede se torna espontânea.

A atividade física também é importante para estimular o movimento intestinal, assim como a automassagem abdominal, que sempre deve ser realizada do lado direito para o lado esquerdo. Se preferir, aplique óleos de massagem para auxiliar o movimento das mãos sobre o abdômen.

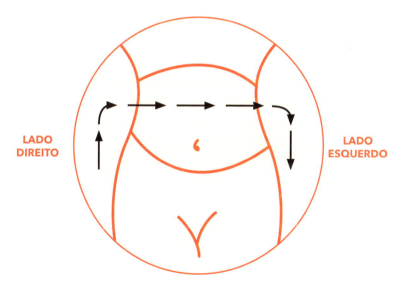

Por fim, lembre-se de respeitar o tempo adequado para as evacuações, sem negligenciar o desejo do intestino. Dedicar um momento de tranquilidade para essa função também faz parte de um estilo de vida saudável.

É importante começar os cuidados com a saúde de maneira simples e natural. Alternativas forçosas ou invasivas, como o uso de laxantes ou a prática de lavagens, irritam o epitélio do intestino e alteram o plexo intrínseco da mucosa, deixando o órgão "preguiçoso".

Fitoterápicos como psyllium, sene, babosa, ruibarbo, frângula e cáscara sagrada podem ser benéficos, mas não devem substituir os bons hábitos nem ser usados em excesso ou sem a orientação de profissionais da saúde, pois suas peculiaridades podem causar efeitos indesejados. Seu uso também não deve ser rotineiro, mas autorizado em situações esporádicas, enquanto os novos hábitos estão sendo adquiridos e o corpo ainda não se adequou à nova realidade.

Atente-se às suas vulnerabilidades emocionais, incluindo sentimentos de tristeza, ansiedade ou estresse. Entendendo sua origem, será mais fácil amenizá-los para que não se materializem em sintomas no corpo.

Diversos livros de psicologia e leitura corporal[6] dizem que pessoas controladoras e/ou que não se desapegam de pensamentos antigos sofrem com prisão de ventre.

Quando falo sobre a importância de tratar o corpo como um todo, não estou falando apenas da saúde física, mas também da mental. Corpo e mente formam uma unidade, e cuidar de um é cuidar do outro.

▶ HISTÓRIA DO CAPÍTULO

Quando Jéssica escolheu mudar de curso, foi em busca de algo que a desafiasse, que lhe permitisse ajudar pessoas que, como ela, tinham o real desejo de emagrecer.

Percebo que uma das principais questões sobre pacientes que procuram perder peso é que eles raramente se percebem como seres únicos. Cada um tem sua história, seus processos, suas fragilidades

---

[6] Para uma leitura aprofundada sobre o assunto, ver: VILELA, Nereida F.; SANTOS, José C. dos. *Leitura corporal: a linguagem da emoção inscrita no corpo*. Belo Horizonte: Núcleo de Terapia Corporal, 2010.

e seus recursos. Antes de mudar de carreira, Jéssica se sabotava o tempo inteiro: já havia deixado de fazer muitas coisas, descartado relacionamentos, pessoas que eram boas com ela, por achar que estava acima do peso e que não merecia estar naquele lugar, com aquela pessoa, recebendo aquele amor.

Ela chegou ao meu consultório para tratar o intestino, que era péssimo. Quando foi fazer o teste de intolerância à lactose, chegou a desmaiar, de tão intolerante que era.

Jéssica dormia bem, até que um dia acordou subitamente durante à noite, com uma crise de ansiedade. Foi a partir daí que ela começou a impor limites em suas relações.

Ela aprendeu que gente não corre, mas anda na direção certa.

A pior coisa para Jéssica era sentir seu corpo inflamado o tempo inteiro.

Ela não aguentava mais.

Quando uma pessoa chega até mim com esse nível de consciência, sinceridade e angústia, não há estudo ou ciência que valha mais do que um abraço. Foi isso que ofereci a Jéssica ao fim do seu relato, selando meu compromisso em ajudá-la a chegar a um destino que ela mesma já havia escolhido.

A jornada teve seus percalços, mas com paciência e perseverança Jéssica não apenas alcançou os resultados que queria como concluiu seu curso de biomedicina, tornando-se uma dedicada profissional da área de estética.

Este é um dos muitos casos de emagrecimento que tive orgulho em participar.

ATITUDE 5

Neste capítulo você compreendeu que o intestino é um órgão poderoso, que influencia diretamente o funcionamento do organismo. Agora, é hora de vocês se tornarem bons amigos.

Comece listando os alimentos que desorganizam seu intestino. Trata-se de algo pessoal, ou seja, o que faz mal a alguém pode não ser o mesmo que faz mal a você.

Preste atenção ao seu corpo, verificando os sintomas que aparecem após a alimentação – alguns dos mais comuns são azia, refluxo, gases, diarreia, constipação, dor de cabeça, insônia, cansaço, mau humor, entre outros. Então, anote o alimento e o respectivo sintoma observado.

O próximo passo é suspender o consumo dos alimentos listados. Elimine um de cada vez da sua dieta por um período de dez dias e observe se os sintomas desaparecem. Passado o período de teste, inclua-o novamente na dieta. Caso os sintomas retornem, esse alimento não é seu amigo, devendo ser evitado.

Mesmo alimentando-se de forma correta, o intestino precisa de tempo para funcionar adequadamente. Não o apresse, respeitando sempre o tempo das evacuações, que podem variar de um organismo para o outro.

À medida que sua rotina for estabelecida, as evacuações tenderão a acontecer no mesmo horário todos os dias, e o tempo necessário para realizá-las será cada vez menor. Para estimular esse ciclo e acelerar a desintoxicação, lembre-se de ingerir fibras solúveis e insolúveis e de beber ao menos 2 litros de água por dia.

Seguindo esses passos, você garantirá um intestino saudável, capaz de absorver todos os nutrientes necessários ao corpo e de manter a microbiota intestinal sob controle.

ALIMENTO	SINTOMA

CAPÍTULO 6

Barriga: muito mais do que uma questão estética

Ao analisar os diferentes tipos de sobrepeso, frequentemente nos deparamos com pessoas aparentemente magras, mas com um grande aumento da barriga.

A famosa "barriguinha de chope" é a evidência de uma síndrome metabólica que resulta na concentração de gordura na região abdominal. Muito mais do que um possível desconforto com a aparência, ela denuncia uma condição: a presença de citocinas inflamatórias (nome dado a qualquer célula capaz de afetar o comportamento de células vizinhas que possuem receptores para elas), que promovem a resistência insulínica.

Abaixo, listamos alguns valores de base para você verificar se está em uma **SITUAÇÃO DE RISCO**.

Circunferência abdominal	**Homens**: superior a 102 cm. **Mulheres**: superior a 88 cm.
Triglicerídeos	Acima de 150 mg/dL.
HDL	**Homens**: abaixo de 50 mg/dL. **Mulheres**: abaixo de 40 mg/dL.

Pressão arterial	**Sistólica**: maior ou igual a 130 mmHg. **Diastólica**: maior ou igual a 85 mmHg.
Glicose em jejum	Acima de 100 mg/dL.

mg/dL: miligramas/decilitros
mmHg: milímetros de mercúrio

Se você marcou pelo menos 3 das 5 características possíveis, é provável que haja um quadro de síndrome metabólica, uma condição de inflamação do corpo que culmina no enrijecimento das artérias e no depósito de placas de ateroma[7] presentes em seu interior.

Ainda que costumemos nos preocupar mais com o coração e com o cérebro, todo o corpo possui veias e artérias, e pode, portanto, ser afetado por problemas vasculares, que reduzem a nutrição e oxigenação dos tecidos ou obstruem alguma parte do sistema circulatório.

Essa é uma prova de que a referência que a balança nos dá muitas vezes é equivocada. Existem diversos casos em que o paciente não observa aumento de peso, mas devido ao progresso da condição inflamatória, a barriga não para de crescer.

Tais mudanças inflamatórias geralmente aparecem de maneira crônica e silenciosa.

Quando notamos alguma mudança no corpo, é importante agir rapidamente. Na maioria dos casos, quanto mais esperamos para dar atenção à saúde, mais difícil é resolver eventuais problemas.

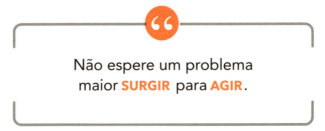

Não espere um problema maior SURGIR para AGIR.

---

[7] Placas formadas por lipídeos (um tipo de colesterol), minerais (principalmente o cálcio), carboidratos, elementos do sangue e fibrina, que, ao se depositarem na camada íntima das artérias, acabam por estreitá-las.

O aumento da condição inflamatória do corpo associado ao aumento do tecido adiposo (gordura) ocorre quando existe um excedente de energia, comumente encontrado em pessoas com dietas hipercalóricas e que praticam pouco ou nenhum exercício físico.

Mas nem sempre é esse o caso.

O acúmulo de gordura abdominal e, principalmente, de gordura visceral, também pode levar o corpo ao estresse oxidativo.

O estresse oxidativo provoca alterações autonômicas relacionadas ao sistema nervoso central, modificando a liberação de adrenalina e noradrenalina. Ao que tudo indica, está na gênese das alterações fisiopatológicas que predispõem fatores de riscos cardiovasculares, como a hipertensão arterial.

O sistema nervoso central está intimamente ligado às nossas emoções. Ele é influenciado por aquilo que sentimos, o que reflete no controle metabólico e hemodinâmico.

Formado o quadro inflamatório, é comum que o paciente sinta a pressão aumentar em situações estressantes, seja ela de cunho afetivo, profissional ou pessoal. Dependendo do indivíduo, até mesmo um pequeno aborrecimento pode gerar consequências graves.

Falar sobre esse assunto é algo delicado, pois biologicamente corpos femininos e masculinos se comportam e reagem de formas diferentes.

A distribuição da gordura corporal pode variar bastante entre os sexos, assim como os problemas causados pelo aumento desse índice.

Na fase adulta, o abdômen abaulado causa uma diminuição dos níveis de testosterona nos homens. Na infância e na adolescência, essa redução hormonal pode levar ao hipogonadismo, condição na qual os testículos e o pênis reduzem de tamanho. Nessa fase, quando o indivíduo ainda está em formação, o abdômen abaulado tem efeitos mais desafiadores, até mesmo impossíveis de reverter.

No caso das mulheres, a síndrome metabólica e a resistência à insulina estão relacionadas à produção de substâncias do tecido adiposo visceral, como ácidos graxos livres e citocinas. Se essa condição for associada a uma pessoa de perfil trombogênico e inflamatório, com altas concentrações de fibrinogênio[8] e do inibidor do ativador do plasminogênio,[9] aumenta-se consideravelmente a possibilidade de um diagnóstico de trombose que, se associado ao uso de anticoncepcionais, tabagismo e/ou consumo de alimentos inflamatórios, é ainda mais delicado.

Esse quadro tão desafiador está na base de diversos distúrbios relacionados à ansiedade e ao estresse. Ou seja, os mecanismos de obesidade e saúde mental estão profundamente conectados.

O objetivo deste livro não é somente ajudar você a alcançar o peso ideal, mas também ensinar a ressignificar sua relação com os alimentos para que siga vivendo com saúde.

Já vimos que somos seres em constante busca por prazer, e a satisfação em se alimentar é, também, um método de sobrevivência. Afinal, se essa não fosse uma experiência positiva, certamente nos empenharíamos muito menos em comer.

Nos primórdios da humanidade, alimentar-se significava caçar, pescar e plantar. Ainda hoje, comer implica conquistar o alimento, mas essa conquista passa, antes, por ganhar dinheiro para comprá-lo. Se comer não fosse prazeroso, a indústria alimentícia provavelmente não movimentaria bilhões todos os anos.

Além de todas as alterações bioquímicas listadas até agora, o crescimento exagerado do abdômen altera a dinâmica dos órgãos e a ergonomia do corpo.

Para começar a entender, vamos lembrar que o abdômen abriga órgãos e vísceras responsáveis pela digestão. Por isso, segundo a visão da medicina tradicional chinesa, relaciona-se ao elemento terra, de onde provém grande parte dos alimentos. Um abdômen bem definido, com a musculatura firme, mantém os órgãos bem acomodados em seus lugares.

---

[8] Precursor da fibrina. Quando elevado, aumenta o risco de embolias e tromboses.

[9] Protease que transforma plasminogênio em plasmina, um anticoagulante natural.

A flacidez abdominal, por outro lado, predispõe a hérnias, condição em que um tecido ou órgão que deveria ficar contido se expõe.

Isso acontece porque o abdômen é nosso centro, e os tecidos que formam o corpo são compostos por músculos e ligamentos. Se eles ficam frágeis, é possível que se rompam, abrindo espaço para que uma víscera salte para fora. É assim que se forma a hérnia inguinal, a hérnia umbilical e outras diástases.

Daí a importância de ter uma parede de músculos abdominais fortalecida. Só assim é possível manter todas as vísceras bem acomodadas em seus devidos lugares, evitando problemas graves (uma hérnia encarcerada, por exemplo, configura urgência médica).

O inchaço abdominal pode ser causado por diversos alimentos, como leite, queijo, açúcares e produtos industrializados. Segundo a medicina tradicional chinesa, eles produzem muco no tubo digestivo, aumentam a flora bacteriana patógena e produzem gases. Eliminando-os da dieta, é possível diminuir o volume da barriga sem emagrecer por completo.

Também não é recomendado beber muito líquido durante as refeições: acima de 300 mL já é o suficiente para diluir o suco gástrico e prejudicar a digestão. O excesso de líquido faz com que os alimentos fiquem estagnados no estômago e no duodeno, acumulando gases, dilatando alças intestinais e dando a sensação de peso no estômago, uma distensão dolorosa.

Bebidas fermentadas (como cerveja e chope) ou ricas em lactose, frutose ou outros tipos de açúcar (como suco de laranja e leite) não devem acompanhar as refeições, pois também causam estagnação e dilatação das alças intestinais. Alho, molhos de pimenta, pimentões, cebola crua e frituras (principalmente à milanesa) podem irritar o estômago, causando flatulência e eructações (ou arrotos).

É preciso se atentar ainda à halitose, muito comum quando se tem uma digestão inadequada. A higiene da boca nunca deve ser negligenciada, já que os alimentos que prejudicam a digestão também causam alterações gengivais e cáries.

Quadro 1: Inter-relações de Baço/Pâncreas (*Pi*), Estômago (*Wei*) e Fígado (*Gan*), *Yin* e *Yang*, Frio e Calor

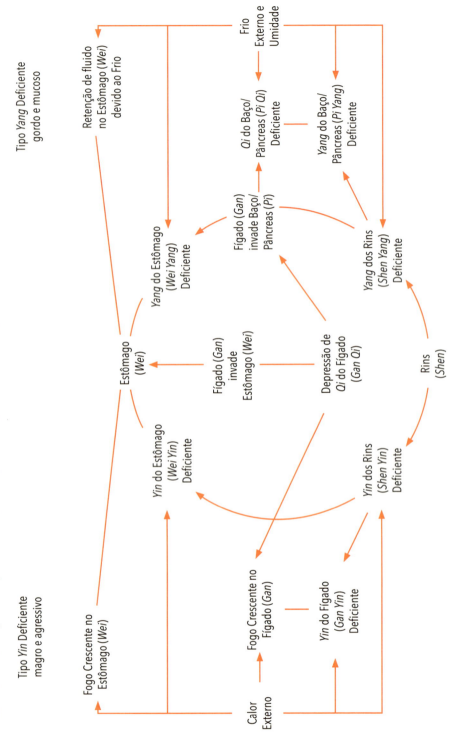

▶ VISÃO DA MEDICINA TRADICIONAL CHINESA DOS PROCESSOS QUE ORIGINAM O ABDÔMEN ABAULADO

Durante a digestão, os alimentos e as bebidas são separados em frações puras e impuras pelo baço e o pâncreas. As frações impuras se transformam, e a parte líquida, que vai para a bexiga, será eliminada pela urina, enquanto a parte sólida, que vai para o intestino grosso, será eliminada pelas fezes.

A fração pura é enviada pelo baço e pâncreas para o pulmão, onde é transformada em energia, sangue e líquidos orgânicos. Se o baço e o pâncreas estiverem funcionando corretamente, haverá energia, sangue e líquidos orgânicos suficientes para as necessidades do corpo, o que contribuirá para a formação de músculos firmes e fortes, capazes de manter a boa postura do tronco e de controlar o sangue dentro dos vasos. Esta última função evita, entre outros problemas, as indesejadas varizes.

Se esses órgãos estiverem enfraquecidos, poderá haver deficiência nas funções de transformação e transporte, gerando menos energia, sangue e, possivelmente, fazendo com que o líquido orgânico se estagne em forma de muco. Pelo fato de o baço e o pâncreas serem os principais órgãos da digestão, eles são intensamente afetados por hábitos alimentares indevidos, que podem provocar alterações alimentares e digestivas.

O fortalecimento dos músculos é fundamental não apenas para controlar o fluxo do sangue, mas também para manter órgãos como fígado, vesícula, útero, bexiga e estômago em seus lugares. Se o baço e o pâncreas não estiverem saudáveis, essa função é prejudicada, podendo levar a um quadro de ptose de órgãos, que nada mais é do que a queda dos órgãos supracitados na cavidade abdominal, causando estufamento.

O transporte de líquidos orgânicos deve estar muito bem-organizado para que eles não fiquem estagnados no corpo, causando edemas e linfedemas. Se esse líquido se contaminar com resíduos inflamatórios, ele será transformado em mucosidade e, inevitavelmente, causará celulites. Ao entrar em contato com o cérebro, essa mucosidade tem o potencial de alterar estados de consciência, provocando até mesmo distúrbios de personalidade, como o transtorno de personalidade antissocial e o *borderline*.

Todos esses problemas são sintomas de uma condição grave que, felizmente, é contornável e até mesmo evitável.

▶ O QUE FAZ BEM AO BAÇO?

Uma dieta baseada em alimentos crus e frios pode ser bastante danosa para o baço, principalmente quando a temperatura ambiente também está baixa.

Durante a noite, o indicado é priorizar refeições mais quentes: o calor mantém o corpo saudável, e a forma mais efetiva de fornecê-la ao organismo é através de uma alimentação "aquecedora".

Por isso, muito cuidado com as dietas que só preconizam saladas e frutas. Apesar do baixo teor de calorias, elas podem atrapalhar o funcionamento do corpo se forem os únicos alimentos consumidos.

Se existir o desejo de comer frutas à noite, o melhor é optar por oleaginosas, ou consumir frutas secas ou assadas.

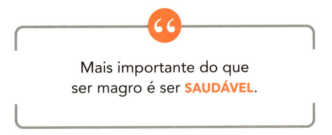

Mais importante do que ser magro é ser **SAUDÁVEL**.

Comer excessivamente, em horários desregulados, ou fazer refeições pesadas após as 20 horas (alimentos gordurosos, artificiais ou bebidas alcoólicas, principalmente geladas) pode afetar a harmonia do baço e do pâncreas.

O consumo de álcool no Brasil está acima da média mundial, e os prejuízos decorrentes desse excesso representam 20% dos gastos com saúde hospitalar.[10]

---

[10] Dados do Centro de Informações sobre Saúde e Álcool (CISA).

O álcool provoca alterações nas enzimas gama GT, TGO, TGP e fosfatase alcalina, podendo causar pancreatite, esteatose hepática e diabetes, além de afetar a absorção de vitaminas, proteínas e minerais e de levar à desnutrição, ainda que se trate de uma substância muito calórica (7 kcal/g). Seu funcionamento no corpo é semelhante ao do açúcar: seu consumo exagerado pode levar à hiperinsulinemia e, em casos mais graves, a quadros de hipoglicemia, causando até mesmo o coma.

É claro que, quando falamos em nutrição, valores considerados inadequados ou excessivos podem variar de uma pessoa para a outra.

As necessidades nutricionais dependem da idade, das condições de saúde e da massa corporal de cada indivíduo.

Mas, quando a massa corpórea se torna desproporcional, excessiva ou é distribuída de forma irregular, devemos considerar possíveis desarmonias do baço, do pâncreas e do estômago.

O estômago está intimamente ligado ao baço e ao pâncreas. Sua função é receber os alimentos e prepará-los para serem distribuídos ao corpo, trabalho que, na visão da medicina chinesa, será concluído pelo baço e o pâncreas.

Os três órgãos são complementares: enquanto o baço tende a ser agredido pelo frio, o estômago tende a sofrer com o calor. Assim, por elevarem a temperatura corporal, alimentos como pimenta, gengibre, canela, carnes vermelhas gordurosas, chocolate, farinhas brancas, gorduras saturadas, leite de vaca e seus derivados devem ser consumidos com critério.

Um recurso muito utilizado para acabar com a gordura abdominal é a lipoaspiração. Infelizmente, isso não passa de uma ilusão de ótica. Ao vermos um corpo "esteticamente adequado", tendemos a acreditar que está tudo bem com a saúde do indivíduo. No entanto, a lipoaspiração remove apenas a gordura superficial, e não a visceral, responsável pelos maiores danos ao organismo. Isso significa que, caso o indivíduo apresente quadros inflamatórios ou outras complicações internas, o procedimento não só poderá agravar o problema como irá, também, dificultar o diagnóstico por parte do profissional da saúde.

Lado a lado com a lipoaspiração está a abdominoplastia. Comumente realizado após a gravidez, esse procedimento, além de deixar uma grande cicatriz, já que estica a pele do abdômen, pode modificar a ergonomia da coluna, levando a alterações profundas no equilíbrio e na saúde do corpo. Hoje, existem diversas terapias fisioterápicas e nutricionais capazes de devolver a aparência e a funcionalidade do abdômen após a gravidez. No entanto, a busca pelo caminho mais rápido, supostamente mais fácil, mesmo que mais perigoso, ainda é a primeira escolha de muitas mulheres.

No caso de mulheres grávidas, vale lembrar que não se deve deixar para cuidar do abdômen somente após o parto. Esse cuidado deve ser feito durante os nove meses de gestação, mantendo, principalmente, a prática regular de atividades físicas e a alimentação adequada para evitar o sobrepeso, o que facilitará o parto e o puerpério.

Essas últimas dicas, aliás, servem para todos: uma alimentação adequada, juntamente com uma rotina de exercícios, é a melhor alternativa para garantir o fortalecimento da musculatura e a saúde do corpo. Cabe a você avaliar seus hábitos alimentares e definir quais atividades deseja praticar.

Maus hábitos que devo eliminar da rotina ✕ **Bons hábitos que desejo incluir na rotina**

Atividades que gosto de praticar	✕ **Atividades que gostaria de começar a praticar**

▶ HISTÓRIA DO CAPÍTULO

Quando Vânia era jovem, sua realidade foi de muita pobreza. O alcoolismo do pai e a morte da mãe durante a sua adolescência fizeram-na conviver com muitas fragilidades alimentares, contexto agravado tanto pela dificuldade financeira quanto pela falta de informação sobre uma alimentação saudável.

Mulher sensível, escolheu seguir a carreira artística. Seu sobrepeso, presente desde sempre, não era uma boa companhia, mas também não era seu maior problema: Vânia tinha asma, intolerância alimentar, alergias e um intestino desafiador – quase tudo que comia lhe causava diarreia.

A vida nunca havia sido fácil para ela.

Somados ao abdômen abaulado havia as dores de cabeças quase diárias e o histórico de hipoglicemia, que fizeram com que Vânia se ocupasse do ato de se alimentar. Não demorou muito para perceber que alguns alimentos eram demasiado nocivos para ela, mas mudar velhos hábitos não era nada fácil.

Todas as vezes que ia ao meu consultório, ela dizia:

– Agora é sério: minha meta é emagrecer 15 quilos.

Quando a via, já começava a imaginar qual seria a meta do dia – 10, 15, 20 quilos.

A vida seguiu, e passados oito anos de muitas metas, conseguimos ter um diálogo muito interessante sobre objetivos.

– Dra. Meira, acho que estou fazendo tudo errado – ela me disse certa vez. – Toda vez eu chego aqui superdecidida sobre o quanto pretendo emagrecer, mas não consigo organizar o processo que me fará alcançar essa meta.

Eu a ouvia com atenção.

– Dessa vez não vou falar quantos quilos preciso perder – ela continuou. – Minha meta hoje é parar de comer alimentos que me fazem mal. Não adianta definir uma meta para emagrecer se não busco o que é necessário para isso. Também organizei meus horários para conseguir fazer atividade física. É isso: minha meta é comer melhor e fazer exercícios. Não adianta ficar vigiando a balança. Tenho 48 anos, estou envelhecendo e preciso parar de me sentir mal.

▶ SEM METAS DE PESO

O comportamento que Vânia tinha em relação às metas é algo frequente no meu consultório: quem precisa ou deseja emagrecer se comporta como se pudesse dar um salto de vara e cair exatamente no peso desejado. Há uma preocupação quanto ao destino onde se quer chegar, mas não quanto ao caminho necessário para alcançá-lo. Quando o paciente percebe que a jornada do emagrecimento é como um salto com obstáculos, ele finalmente se dá conta do que precisa fazer ou deixar de fazer para chegar aonde deseja.

Os hábitos que se deve adquirir ou abandonar são absolutamente individuais, assim como o esforço necessário para superar obstáculos. Muitas pessoas perdem tempo copiando estratégias alheias e adotando comportamentos distantes de sua realidade que, geralmente, não demoram muito para serem abandonados, reforçando a ideia de que emagrecer é impossível e fazendo com que o indivíduo fique estagnado no mesmo peso.

Se você não gosta de aspargos, por exemplo, ou não tem dinheiro para incluí-los no cardápio, ainda pode – e vai – conseguir organizar uma dieta saudável sem esse ingrediente. Mas a tendência de olhar o corpo de alguma celebridade no Instagram e copiar o que ela descreve em sua rotina alimentar ainda distancia muitas pessoas do mundo real.

Espiar a vida alheia é mais fácil e sedutor do que enxergar a nossa.

No entanto, é somente quando voltamos o olhar para dentro que conseguimos fazer mudanças permanentes.

Vânia e eu já tínhamos conversado sobre os alimentos que causavam-lhe dores, e ela também já havia tentado um acompanhamento nutricional. Mas naquele dia, pela primeira vez, ela conseguiu se enxergar dentro do processo de emagrecimento.

Isso não costuma acontecer de forma isolada.

Ao final da consulta, enquanto se dirigia para porta, ela voltou-se para mim com uma expressão de triunfo.

– Quase esqueci de te contar, doutora. Eu me separei.

O casamento de Vânia era outro tópico constante em nossas consultas.

Seu marido, dependente químico, foi se tornando antissocial e violento ao longo dos vinte anos em que estiveram juntos, transformando a vida de Vânia em um pesadelo muito parecido com aquele vivido por sua mãe.

A pior parte de um relacionamento abusivo é quando nos tornamos a pessoa ruim que o outro quer que sejamos para que ele não precise se tornar uma pessoa melhor.

Vânia precisava decidir se iria morrer como a mãe ou começar a viver.

Meu olhar de aprovação revelou o orgulho que senti diante daquela escolha.

Depois disso, Vânia conseguiu desinflamar o intestino, parou de sentir dores de cabeça, atingiu o peso desejado e começou a se preparar para buscar um novo relacionamento.

Como ela sempre diz, "um relacionamento que não seja tóxico".

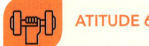

ATITUDE 6

Agora é hora de trocar a balança pela fita métrica, focando nos alimentos que causam inflamações.

Às vezes, mais importante do que comer menos é qualificar seus hábitos alimentares. Veja alguns passos que podem ser incluídos na sua rotina:

▸ Reduza alimentos com índice e carga glicêmicas altas.

▸ Faça trocas inteligentes, priorizando alimentos que desinflamam, como brócolis, abacate, cebola, gengibre e alho (estes últimos funcionam como "vassouras" dentro do organismo, limpando os vasos sanguíneos). Tempere saladas com azeite, limão ou vinagre, evitando sal e molhos prontos.

▸ Evite o consumo de bebidas geladas e gasosas durante as refeições.

Aproveite o espaço abaixo para registrar suas conquistas.

....
....
....
....
....
....
....
....

CAPÍTULO 7

A calma que você pode construir

Eu preciso te contar um segredo: talvez você esteja sendo iludido pela medicina.

Você já deve ter notado que nossa sociedade concede aos médicos uma espécie de poder imaculado que, aparentemente, ninguém tem permissão para contestar.

A segunda parte do segredo vem agora: você não é apenas o que seus médicos lhe dizem ser, e é capaz de fazer mais por si mesmo do que qualquer profissional da saúde.

Isso, é claro, considerando que você não está em uma situação extremamente grave, como vítimas de acidentes ou pacientes a caminho de uma cirurgia emergencial.

Esse superpoder concedido aos médicos muitas vezes se deve ao fato de que eles podem prescrever remédios que, também aparentemente, têm a cura para todos os males.

O que venho dizendo aqui, no entanto, é que entrar em uma relação de dependência medicamentosa não é o mesmo que construir saúde. Afinal, ocultar um problema e se livrar dele são coisas muito diferentes.

Muitos dos transtornos que percebemos em nossa sociedade estruturam-se em adoecimentos que costumam começar leves, mas vão se tornando maiores até causarem danos mais graves.

Às vezes, o caminho de construção de saúde pode ser bastante frustrante: ele exige que façamos renúncias e adaptações, que larguemos velhos hábitos e escolhamos novos caminhos. Apesar de acreditar que tudo isso vale a pena, eu entendo o quão desafiador pode parecer a princípio.

Vez ou outra surge algum paciente mais sincero que verbaliza sua pouca vontade de fazer mudanças.

Lembro-me de uma conversa que tive com um deles. Irei chamá-lo de Marcos.

Marcos me procurou para ajudá-lo a controlar sua pressão arterial, que estava alta.

— Entendo que você gosta muito do seu estilo de vida — eu disse a ele. — Mas será difícil reverter esse quadro de hipertensão sem renunciar aos excessos de comida gordurosa e álcool.

Ele me olhou como se eu fosse louca, respondendo sem pestanejar.

— Mas que raios de médica é você? Se eu parar de comer torresmo, churrasco, galinha caipira, de beber cerveja e cachaça, vou ser saudável e não vou mais precisar de você!

Fui pega de surpresa, e antes que pudesse responder, ele continuou.

— Deixa eu te explicar, doutora. Quero continuar fazendo tudo isso, mas vir aqui pra você consertar tudo que eu estraguei. — Ele deu uma grande risada. — Ah, e ginástica não é coisa de Deus. Só se for levantamento de copo!

Naquele momento compreendi que Marcos seria um paciente extremamente desafiador.

— Pra que trabalhar e ganhar dinheiro se eu não puder fazer nada de bom na vida? — ele concluiu antes de sair do consultório.

Segundo dados do Sindicato da Indústria de Produtos Farmacêuticos no Estado de São Paulo (Sindusfarma),[11] o mercado brasileiro é o maior consumidor de medicamentos da América Latina: movimentamos 69,04 bilhões de reais em 2019, ocupando o 7º lugar

---

[11] Para saber mais, ver https://bit.ly/3wyndyd. Acesso em: 16 dez. 2021.

em faturamento no ranking das 20 maiores economias mundiais. Segundo a IQVIA, o mercado cresceu 13,4% em 2020, impulsionado principalmente pela venda de suplementos, vitaminas, relaxantes (ansiolíticos) e antidepressivos. Segundo a Federação Brasileira das Redes Associativistas e Independentes de Farmácias (Febrafar), o aumento foi de 22,9% entre as redes associadas à federação.

Existe, sim, esse lado da medicina que se beneficia dos maus hábitos. Você começa tomando remédios para o colesterol, por exemplo, então precisa controlar a hipertensão, depois a diabetes. Ou então começa com remédios para diabetes, passando para os de hipertensão e hipercolesterolemia.

Não é a forma como eu escolho trabalhar – não acho justo nem ético. É como apagar um fósforo no meio de um incêndio.

Por mais doloroso que um sintoma seja, ele é, na verdade, nosso aliado na construção de saúde. Ao observá-lo, podemos identificar o real problema por trás do desconforto. Mas se escolhermos mascará-lo, perdemos a chance de cortar o mal pela raiz.

Muitas vezes os pacientes sentem necessidade de nomear seus sintomas, um dos motivos pelos quais a medicina é recheada de nomenclaturas complexas. Eu entendo essa vontade de compreender mais sobre o que os aflige, percebo o alívio no olhar de cada um ao descobrir em que categoria seu caso se encaixa. Mas é preciso ter cautela: não raro, nomear um sintoma faz com que coloquemos o indivíduo em uma caixinha com soluções prontas, ignorando o que de fato vem causando o problema.

Para o sintoma 1, há o remédio X.

Para o sintoma 2, o remédio Y.

Mas qual é a solução para deixar de tomar remédios? A resposta está na construção de saúde, e esse é um processo individual.

▶ SOBREPESO E DEPRESSÃO

Existe uma grande relação entre o sobrepeso e a depressão, duas condições que têm feito parte da realidade de cada vez mais pessoas.

Uma série de estudos apontavam certos distúrbios emocionais como causas do sobrepeso. Então, uma análise[12] observou que esses distúrbios parecem ser, na verdade, consequências do excesso de gordura, sendo o prejuízo social, a discriminação sofrida por pessoas acima do peso e os efeitos provocados pelas dietas restritivas a que se submetem as principais causas dos transtornos.

As diversas formas de preconceito a que pessoas obesas estão expostas funcionam como gatilhos que minam sua autoestima, tornando-as mais vulneráveis à depressão, à ansiedade e à fobia social, para citar apenas alguns dos principais exemplos.

> **"**
>
> Indivíduos que estão sempre em dietas restritivas também enfrentam sentimentos de **PRIVAÇÃO**, que podem causar tanto **PREJUÍZOS EMOCIONAIS** quanto **FÍSICOS**.

Isso mostra que não é possível generalizar a causa do sobrepeso. Cada caso irá depender da saúde física e mental do indivíduo.

Ao investigar a relação entre certos distúrbios emocionais e a quantidade de alimento ingerida por pessoas obesas, observou-se que o consumo elevado ocorria durante episódios de tédio, depressão e fadiga, enquanto o baixo consumo ocorria em casos de medo, tensão e dor.

Outro estudo foi capaz de identificar uma associação inconsciente bastante interessante: quando se sentiam felizes, os indivíduos tinham a tendência de consumir alimentos saudáveis; quando se

---

[12] Para saber mais, ver: OLSZEWER, Efrain *et al. Visão da prática ortomolecular na obesidade*. Rio de Janeiro: Multimídia, 2008.

sentiam deprimidos, consumiam *junk food*. Isso mostra que é mais fácil cuidar de nós mesmos quando estamos nos sentindo bem.

É inegável que a relação entre a humanidade e a alimentação tem sido cada vez mais desafiadora, e mesmo com os diversos estudos na área, ainda não se sabe exatamente se os transtornos alimentares levam às alterações de humor ou se é o contrário.

O que eu entendo é que as duas realidades são possíveis. Pode ser que nunca consigamos determinar em qual sequência os transtornos ocorrem, mas sabe-se que ambos influenciam diretamente um no outro.

Na maioria dos casos, o tratamento da obesidade contribui para a melhora da depressão. Ao alcançar o peso desejado, o paciente experimenta um aumento na autoestima, passando a se sentir aceito em seu meio social e, consequentemente, recuperando a autoconfiança.

Por outro lado, é comum que o tratamento da depressão surta efeitos negativos em pessoas com sobrepeso: quando associado ao uso de antidepressivos durante um longo período de tempo, o quadro de obesidade pode piorar, afetando diretamente a saúde física do paciente.

Isso ocorre porque os antidepressivos reduzem a produção hormonal das glândulas suprarrenais, que têm função anabólica.[13] O bom funcionamento dessas glândulas é essencial para a perda de peso, pois auxilia a performance muscular e reduz o estresse, proporcionando a sensação de bem-estar.

Inicialmente, a medicação antidepressiva pode até colaborar para a redução da compulsão alimentar e, consequentemente, do sobrepeso, mas esse efeito não costuma ser duradouro. Ainda que o paciente emagreça, a relação entre músculos e gorduras segue desproporcional devido à perda natural da qualidade da musculatura.

É por isso que recomendo a todos que fazem uso de antidepressivos que pratiquem atividades físicas regularmente e que

---

[13] Anabolizar significa ganhar, assimilar (o alimento). No caso dos hormônios citados, sua principal função é contribuir para a construção de moléculas estruturais e funcionais do corpo.

experimentem fitoterápicos a fim de fortalecer a suprarrenal e evitar a perda de musculatura. No mercado, esses fitoterápicos são conhecidos como adaptógenos – nome bastante apropriado, já que a suprarrenal, quando saudável, oferece uma blindagem do estresse, facilitando a adaptação do indivíduo às adversidades cotidianas e evitando a piora da doença.

Existe, ainda, uma diferença no modo como homens e mulheres costumam agir no quadro depressivo.

Para as mulheres, a depressão geralmente é proporcional à percepção de si mesmas como socialmente inadequadas.

Para os homens, essa relação está mais ligada à inadequação quanto ao sentimento de "ser homem". Dessa forma, homens deprimidos com sobrepeso tendem a se sentir incompetentes, insuficientes, socialmente fracos e incapazes de agir com assertividade.

Tanto para homens quanto para mulheres, no entanto, a relação entre depressão e sobrepeso é a mesma: quanto maior o grau da doença, maior a tendência de consumir alimentos em excesso.

Ambos os casos costumam estar relacionados à fixação na fase oral, podendo ter sido originados por excesso de gratificação ou por excesso de frustração vivenciados na infância, quando os pais ou responsáveis, incapazes de suprir corretamente as necessidades da criança, recompensam-na com comida. Assim, o sujeito cresce sem conhecer as próprias necessidades e emoções.

5 As cinco fases do desenvolvimento da personalidade segundo Freud

FASE ORAL: do nascimento aos 12 meses de idade. Nessa fase, a zona de erotização é a boca. Ao realizar atividades prazerosas em torno da alimentação (sucção), o bebê aprende a associar a mãe à satisfação da fome. É aqui que a criança começa, também, a se diferenciar das outras pessoas. Devido à importância desse processo para a relação do indivíduo com a alimentação, transtornos alimentares podem estar relacionados a problemas nessa fase.

FASE ANAL: de 1 aos 3 anos de idade. Aqui, a zona de prazer passa a se concentrar no ânus. A criança começa a aprender a controlar os esfíncteres, enfrentando conflitos relacionados à higiene. Indivíduos com fixação nessa fase podem desenvolver problemas em relação a controle, encontrando dificuldades, por exemplo, sobre o que devem guardar para si ou o que podem entregar.

FASE FÁLICA: dos 3 aos 5 anos de idade. É nessa fase que ocorre a formação do superego e o entendimento da sexualidade. Logo, indivíduos com fixação nessa fase podem desenvolver conflitos em relação à sexualidade.

FASE DE LATÊNCIA: dos 5 anos de idade até a puberdade. É considerada um período de intervalo no desenvolvimento da sexualidade infantil.

FASE GENITAL: inicia-se na puberdade. É marcada pelo desenvolvimento da capacidade de sentir atração e prazer sexual por outras pessoas.

Por instinto, tendemos a procurar a solução mais "fácil". Da mesma maneira que muitas cirurgias bariátricas podem ser evitadas por métodos menos invasivos, ocorrem excessos no uso de antidepressivos, prática bastante danosa ao organismo. Essas pílulas causam extrema dependência, de forma que, à exceção de casos em que são realmente necessárias, é melhor não optar por esse caminho, pois é mais fácil entrar nele do que sair.

Ressalto mais uma vez a importância de identificar o real problema por trás de um quadro depressivo ao invés de buscar uma solução aparentemente benéfica, mas que trará diversos efeitos colaterais.

Além de condutas corretivas, portanto, proponho condutas preventivas que tenham a família como base para a estruturação psíquica. Afinal, evitar o sofrimento é mais vantajoso tanto psicológica quanto economicamente.

> ❝
> Criar **CONEXÕES** que façam sentido para o indivíduo é fundamental para tirá-lo do estado de **ESTAGNAÇÃO**.

Quando desejamos que alguém mude hábitos, apenas dizer que suas atitudes lhe fazem mal não é suficiente. Nesses casos, é comum que a pessoa passe a se sentir mal consigo mesma, podendo até mesmo expressar raiva ou indignação.

A mudança só acontece quando o indivíduo encontra um caminho possível, algo que o conecte minimamente com uma condição mais feliz do que a sua atual, ou que o faça ter esperança de alcançar esse lugar.

Abaixo, listei algumas práticas relaxantes capazes de fortalecer emocionalmente e que são muito mais sustentáveis.

Atividades físicas
Yoga
Meditação
Acupuntura
Psicoterapia
Homeopatia

Florais

Chás calmantes

Óleos essenciais

Priorizar a si mesmo nem sempre é a atitude mais confortável, mas é a forma mais eficaz de encontrar a sua melhor versão.

▶ HISTÓRIA DO CAPÍTULO

Certa tarde, Sueli entrou no meu consultório totalmente atormentada. O motivo: havia tido um sonho estranho e tinha certeza de que estava enlouquecendo.

– Todo mundo sonha, Sueli – disse a ela, um pouco apressada. – Você não está ficando louca por causa de um sonho.

– Estou sim – ela repetia.

A clínica estava cheia e eu queria evitar que ela me contasse seu sonho. Nunca se sabe quando tempo uma descrição como essa pode durar, e justo naquele dia atribulado os pacientes mais desafiadores, que exigem mais atenção, tinham resolvido aparecer. Havia um caso de urgência para atender, e eu definitivamente não podia correr o risco de ficar presa no sonho de Sueli.

Por isso, apesar de ela insistir que estava enlouquecendo, tentei focar apenas no torcicolo. Mas ela relacionava o problema ao sonho e não parecia estar disposta a desistir de dissertar sobre ele.

Então, fiz a única coisa que podia: me preparei para ouvir, torcendo para que fosse breve.

Sueli tinha diabetes tipo 2 há cerca de cinco anos. Ela não sabia por que, já que nunca tinha comido muito doce e não tinha histórico familiar. Sentia-se injustiçada por ter que fazer tratamento a vida toda, motivo pelo qual não tinha muita disciplina.

Apesar de não estar no peso ideal, nunca tinha sido obesa. Fazia uso contínuo de remédios para tratar a doença reumática, e sempre achei que o corticoide era a causa de sua diabetes.

Ela começou o relato me dizendo que toda noite tinha versões diferentes de um mesmo sonho.

Sueli sonhava com arroz.

Todas as noites, em seu inconsciente, ela fazia algo que envolvia arroz: cozinhava arroz, comia arroz, trabalhava em fábricas de arroz, sentava-se em meio a vários grãos de arroz, jogava arroz em noivas.

Eu achava até divertido imaginar como seria sonhar com arroz todas as noites.

Mas, por ser algo frequente na vida de Sueli, eu não conseguia entender por que somente agora ela sentia que estava enlouquecendo.

– O problema não é sonhar com arroz, doutora – ela continuou. – É que essa noite aconteceu uma coisa muito assustadora, e agora eu não quero dormir, não quero sonhar de novo. Esse sonho me deixou tão tensa que meu pescoço está todo dolorido. Olha só, não consigo nem mexer a cabeça!

Àquela altura eu já estava tão envolvida com o caso que nem me preocupava mais com o Skype pipocando de mensagens da secretária, que me avisava sobre os pacientes ansiosos por suas consultas.

Pedi que Sueli prosseguisse.

– Doutora, vê se pode uma coisa dessas: eu estava em um restaurante chiquérrimo, sentada confortavelmente comendo meu arroz. De repente, o arroz no prato começou a rir de mim. Mas não era um riso amistoso, e sim daqueles de filme de terror!

A imagem de um prato com vários grãos de arroz sorridentes me pareceu engraçada, mas Sueli definitivamente não tinha a mesma opinião. Seu rosto estava enrijecido, e senti o pavor em sua voz quando ela tornou a falar.

– De repente, os grãos ficaram gigantes e começaram a correr atrás de mim. Eu corria, corria, e eles corriam mais ainda. Eram muitos. Uma multidão de grãos de arroz correndo atrás de mim. Acordei assustada, com o pescoço doendo, e não quis mais dormir.

Apesar de intrigada com a história de Sueli, precisei pedir a ela que aguardasse um pouco na sala de espera do consultório, pois eu estava muito atrasada com os outros pacientes. Quando ouvi sua resposta, fiquei realmente preocupada.

– Não posso, doutora. Eles ainda estão atrás de mim. Não posso ficar sozinha.

Sueli tinha ido à consulta com a filha, e consegui que as duas esperassem pelo psicólogo enquanto eu examinava sua cervical a fim de aliviar a dor.

A filha me relatou que Sueli comia muito arroz. Para ser mais exata, ela praticamente só comia arroz branco, hábito que toda a família passou a repreender depois que ela se tornou diabética.

Vale abrir um parêntese aqui para explicar o motivo dessa repreensão. Pessoas diabéticas sabem que precisam reduzir o açúcar na alimentação. O que talvez nem todas saibam, ou mesmo ignorem, é que existem alimentos que não são exatamente doces, mas que se comportam como açúcares no corpo, aumentando o nível de glicose do sangue.

Esses alimentos também precisam ser evitados ou, melhor ainda, abolidos da dieta. É o caso do arroz branco: desprovido de fibras e de vitaminas, trata-se de uma caloria vazia, ou seja, não possui nutrientes, além de aumentar o nível de glicose muito rapidamente. Não raro, recebo pacientes diabéticos que reduzem o consumo de açúcar na dieta, mas mantêm ou aumentam o de outros alimentos que, como o arroz branco, são "açúcares disfarçados". Era o caso de Sueli.

Depois desse episódio, Sueli começou a fazer terapia e passou a ser acompanhada por um nutricionista. Muito mais saudável, hoje apenas o arroz integral habita seu prato – e o arroz branco nunca mais a perturbou em sonhos.

 ATITUDE 7

Muitos pacientes que me procuram para tratar o sobrepeso vêm em busca de medicamentos para reduzir a ansiedade.

O motivo não é uma mera coincidência: quando questionados sobre o que os engorda, a maioria cita a ansiedade como uma das principais responsáveis pela compulsão alimentar.

Há uma explicação para isso.

Como vimos, alimentos industrializados são aditivados com substâncias viciantes, capazes de liberar no cérebro hormônios como dopamina, endorfina e noradrenalina, entre outros. Ao ingerir esses alimentos, é comum sentirmos prazer, felicidade e conforto emocional, sensações que nos levam a esquecer, ainda que por um breve momento, a tristeza, a frustração, a insegurança ou o medo.

O grande problema é que, no longo prazo, esses produtos causam inflamações e adoecimentos, provocando desequilíbrios físicos e emocionais que podem levar ao sobrepeso. É por isso que, passada a breve sensação de prazer, costumamos sentir culpa, dando início a um ciclo perigoso no qual a angústia leva à vontade de consumir mais daquelas mesmas substâncias que antes trouxeram conforto. Assim, perdemos cada vez mais a autonomia de nossas escolhas.

O desafio deste capítulo não é simples, mas é uma chave libertária.

Convido você a identificar que tipos de situação o levam à compulsão alimentar, listando-as abaixo.

Uma vez ciente desses gatilhos, busque não se alimentar logo após uma situação estressante. Em vez disso, opte por fazer algo que o acolha, acalme ou distraia.

Você pode fazer exercícios respiratórios, meditar, conversar com um amigo, sair para uma caminhada, ouvir música ou assistir a um bom filme. O importante é se conectar consigo mesmo e reconhecer que existem muitas possibilidades de se sentir bem que não dependem do ato de se alimentar.

Colocando esse exercício em prática, o alimento voltará a cumprir sua função principal de nutrir, deixando de ser uma válvula de escape para a ansiedade.

CAPÍTULO 8

Você sabe respirar?

Embora pareça óbvia, a resposta para essa pergunta pode te surpreender.

Em condições extremas, conseguimos sobreviver três dias sem beber água e até um mês sem comer, mas não conseguimos passar mais do que alguns minutos sem respirar. Por isso, essa atividade tão vital merece muita atenção.

Além de respirar adequadamente, o ideal para uma vida mais saudável é buscar viver em áreas onde o ar é limpo. Regiões arborizadas, longe da poluição de grandes centros urbanos, são um verdadeiro alívio para os pulmões.

Essa recomendação deve ser levada ainda mais a sério por pessoas que têm asma, bronquite, enfisema pulmonar e outras doenças respiratórias, condições que dificultam a entrega de oxigênio para o sangue.

Através da respiração, conectamos o lado inconsciente do cérebro, especialmente o sistema nervoso autônomo, ao lado consciente. Não é à toa que, em práticas meditativas, a respiração ganha um foco tão intenso.

A maneira como respiramos é tão importante que influencia não apenas o corpo, mas também a mente. Para se ter uma ideia, uma respiração adequada é capaz de minimizar consideravelmente questões emocionais como a ansiedade.

Os principais exercícios de respiração envolvem inspirar pelo nariz e expirar pela boca. A respiração totalmente bucal, por outro lado, pode gerar problemas, alterando até mesmo a dinâmica da mastigação.

Como já vimos, nosso corpo tem funções integradas, o que significa que o mau desempenho de um órgão pode promover o adoecimento de outros. Esse é o principal motivo pelo qual não devemos pensar na saúde de cada órgão separadamente, e sim considerar todos os elementos que podem influenciar seu funcionamento.

?	COMO ESTÁ A SUA RESPIRAÇÃO AGORA?			
1	2	3	4	5

5: seu corpo está relaxado, e sua respiração, adequada.

3 e **4:** talvez você esteja um pouco ansioso ou desatento quanto ao seu corpo neste momento. Experimente conscientizar-se do processo de respiração para torná-la mais estável e contínua.

1 e **2:** você provavelmente está sofrendo de ansiedade ou sob grande estresse. Nesses casos, o ideal é parar o que estiver fazendo e se concentrar totalmente na respiração, inspirando e expirando lentamente até alcançar o relaxamento.

Quando sofremos de ansiedade, o corpo entende que existem outras prioridades em foco e passa a dar menos atenção a funções fisiológicas, como a respiração, que vai se tornando superficial.

Na visão da medicina tradicional chinesa, a má respiração afeta diretamente o funcionamento do intestino. É por isso que, na acupuntura, para cuidar do intestino, acionamos pontos no meridiano dos pulmões.

Quando se sentir ansioso, sem saber o que fazer para melhorar, experimente controlar sua respiração com exercícios. Já é um ótimo começo.

Outro elemento importante para o bom funcionamento dos pulmões é a musculatura abdominal. Quando inspiramos, as costelas se expandem e a coluna se alonga, preenchendo os pulmões de oxigênio. Para que esse movimento seja estável, é preciso ter uma musculatura abdominal reforçada, capaz de garantir uma abertura maior do tórax e de ampliar, consequentemente, a capacidade respiratória.

Quando o indivíduo apresenta sobrepeso, esse movimento é dificultado, afetando a qualidade da respiração. Devido a diferenças anatômicas, esses efeitos são mais expressivos em homens do que em mulheres: enquanto as mulheres tendem a concentrar gordura nos quadris, os homens a concentram no tórax, o que provoca uma pressão direta sobre os pulmões.

A boa notícia é que uma respiração adequada auxilia muito no emagrecimento. Isso porque quanto mais nos aproximamos das nossas condições fisiológicas ideais, mais ajudamos o corpo a queimar gordura.

No processo de queima calórica, aproximadamente 84% do total de gordura é eliminado em forma de dióxido de carbono através da respiração. Os outros 16% são transformados em água e eliminados em forma de suor, urina, fezes e lágrimas.

Para perder peso, então, é preciso inalar três vezes mais oxigênio do que a quantidade de gordura que se pretende queimar.

Ficou confuso? Eu explico: as moléculas de gordura armazenam triglicerídeos, que são formados por carbono, hidrogênio e oxigênio. Para eliminar gordura, é necessário liberar esses átomos das moléculas a partir de uma reação química chamada de oxidação. Nesse processo, eliminamos água e uma quantidade três vezes maior de dióxido de carbono (CO_2).

Para emagrecer, é preciso excretar CO_2. Aproximadamente um terço dessa excreção ocorre durante o sono, outro motivo pelo qual a qualidade do sono é fundamental para o controle do peso.

Como o exercício físico aumenta o consumo de oxigênio e, consequentemente, a excreção de CO_2, uma simples caminhada de

1 hora por dia é capaz de aumentar, em média, 20% da capacidade de liberação de CO_2.

Podemos concluir, então, que a atividade física é oxidante, mas leva o corpo a uma antioxidação.

Qualquer alteração sofrida pelo corpo torna-se mais difícil de reverter com o passar do tempo. Na relação sobrepeso versus respiração, isso não é diferente: quanto mais demoramos a tratar o excesso de peso, mais difícil será voltar a respirar adequadamente, formando um novo ciclo vicioso.

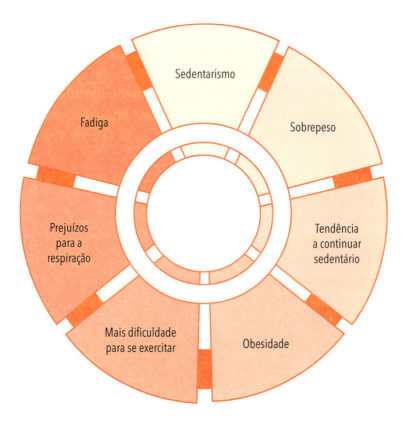

Pessoas obesas produzem maior quantidade de radicais livres. Por serem tóxicas, essas moléculas criam uma condição metabólica desfavorável ao organismo, culminando em quadros inflamatórios que podem envolver diversos tecidos, incluindo o pulmonar.

Aumenta-se, então, a probabilidade de desenvolver doenças como bronquite, asma, rinite e alergias respiratórias, além de doenças de pele e de circulação.

Tudo isso contribui para a formação de um quadro ainda mais grave: a dificuldade de realizar a hematose, processo de trocas gasosas que ocorre nos vasos capilares dos alvéolos pulmonares, feito através da difusão de dióxido de carbono e oxigênio. Essa condição reduz a oxigenação celular, intensificando a oxidação do corpo e, consequentemente, os processos degenerativos que provocam o envelhecimento.

A pouca oxigenação dos tecidos coloca indivíduos obesos em uma situação de extrema vulnerabilidade, expondo-os não somente ao risco de complicações pulmonares, mas de doenças sistêmicas.

Enquanto a má respiração contribui para o estresse, a respiração adequada ajuda a aliviá-lo, auxiliando no controle do peso.

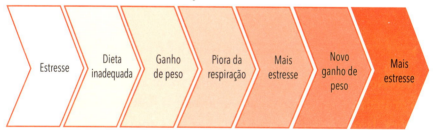

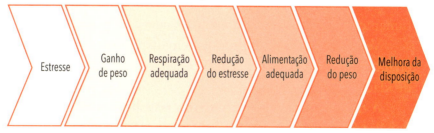

Quando o padrão respiratório se torna demasiado inadequado, é necessário intervir ativamente para corrigi-lo. Por fundamentarem-se no cuidado com a respiração, terapias como pilates e yoga são amplamente recomendadas.

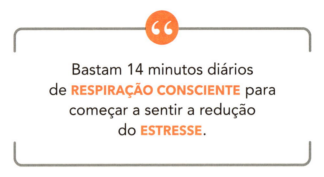

Bastam 14 minutos diários de **RESPIRAÇÃO CONSCIENTE** para começar a sentir a redução do **ESTRESSE**.

Em casos específicos, a fisioterapia pode ser necessária para tratar os distúrbios respiratórios, mas isso não é regra. Você mesmo é capaz de fazer muito pela sua respiração.

▶ ENCARANDO O DESAFIO DE PARAR DE FUMAR

No início deste capítulo, falamos sobre a necessidade de buscar o ar mais limpo possível para melhorar o funcionamento dos pulmões. Isso nos traz a outro tópico muito importante: os prejuízos do hábito de fumar.

Inalar qualquer tipo de fumaça é reduzir tanto a qualidade da própria respiração quanto a de quem convive conosco. Os malefícios do cigarro não são nenhuma novidade; mesmo assim, o número de fumantes ainda é assustadoramente grande.

Veja o exemplo de Pedro, que enviuvou jovem, aos 38 anos, criando sozinho os filhos que, na ocasião, tinham apenas 6 e 8 anos de idade.

A tristeza do luto e o estresse no trabalho contribuíram para que Pedro aumentasse o consumo de cigarros. Antes, fumava apenas esporadicamente. Quando o hábito se tornou regular, reduziu o consumo de doces e aumentou as doses diárias de café.

Em pouco tempo, perdeu 15 quilos que o incomodavam muito. O cigarro parecia um excelente aliado: além de aplacar o estresse, ainda o ajudava a emagrecer.

Dez anos depois, Pedro continuava fumando, mas estava 25 quilos acima do peso. O cigarro já não o ajudava com o estresse, e havia voltado a consumir alimentos açucarados e processados. Para controlar a ansiedade, então, começou a tomar ansiolíticos.

Resolveu procurar ajuda quando a filha, já com 18 anos, entrou em seu quarto e o acordou, subitamente: "Papai, você não está respirando!".

Pedro está longe de ser o único a cair nas armadilhas do tabagismo. Para muitos, fumar é mais que um hábito, mas uma ferramenta para se manter magro. No entanto, controlar o peso às custas do tabagismo é uma escolha muito perigosa.

A nicotina e as demais substâncias tóxicas presentes no cigarro alteram a percepção do paladar e reduzem o prazer de comer, razão pela qual costuma ser mais fácil para o fumante controlar o apetite.

Mas, ao contrário do que se espera, fumantes que consomem acima de 25 cigarros por dia não experimentam esse emagrecimento, sendo mais comum o inverso. Essa situação é duas vezes mais delicada, já que o indivíduo passa a sofrer tanto com os efeitos colaterais do cigarro quanto da obesidade.

Ao parar de fumar, a tendência é que haja um aumento no consumo de alimentos como forma de compensar o conforto trazido pelo cigarro e reduzir o estresse. Essa condição, associada a menor queima calórica devido à redução do metabolismo, costuma resultar em ganho de peso.

Um programa antitabagista eficiente deve considerar essa realidade e propor soluções para reduzir o consumo de alimentos exageradamente reconfortantes, como doces e outros produtos industrializados.

▶ CONHECENDO PROGRAMAS ANTITABAGISTAS

Se você deseja abandonar esse hábito, vou contar um pouco sobre o programa antitabagista que aplico em minha clínica.

Ao longo de dez semanas, proponho uma desintoxicação inalatória com o objetivo de reduzir a ação das toxinas do cigarro no organismo.

As sessões de acupuntura visam estimular o sistema nervoso central, aumentando a produção de dopamina, serotonina e nicotina endógena.

Em seguida, buscamos tonificar a energia do pulmão e do coração, além de combater a ansiedade.

O paciente é apresentado, então, a uma dieta desintoxicante. Acompanhado por nutricionistas, passa a utilizar suplementos antioxidantes e aminoácidos para estimular a produção de endorfinas. Em casos específicos, pode ser necessário repor eventuais deficiências, visto que muitos pacientes tabagistas comem mal e consomem cafeína em excesso, o que contribui para a perda de minerais e, consequentemente, aumenta os riscos de osteoporose.

Passamos ao estímulo da prática de atividade física aeróbica diária. Em alguns casos, o programa inclui sessões de psicoterapia e/ou de fisioterapia respiratória.

Ao parar de fumar, alguns pacientes começam a eliminar muita secreção, chegando a pensar, erroneamente, que estão piorando. Na verdade, esse muco é formado por substâncias tóxicas que estavam coladas na parede dos brônquios; a partir do momento que a fumaça para de chegar aos pulmões, essas substâncias param de se acumular e começam a se soltar.

O uso de vitamina C e outros antioxidantes torna esse processo mais leve, mas em alguns casos pode ser necessário fisioterapia para proporcionar mais conforto ao paciente e evitar desistências. Os fitoterápicos também são de grande ajuda, principalmente se o paciente apresenta sinais graves de intoxicação por metais pesados e hemograma alterado.

Esse programa traz resultados bastante animadores.

Acredito que um dos fatores que mais colabora para o seu sucesso é a redução do cigarro em vez do abandono súbito do hábito.

Nas primeiras 5 semanas, recomendo que o paciente elimine 3 cigarros diários a cada semana. Assim, um paciente que fuma 20 cigarros por dia chegará na sexta semana fumando 5 cigarros.

Nas duas semanas seguintes, o paciente deverá eliminar 2 cigarros para, na oitava semana, eliminar o último cigarro.

Essa redução gradual tem o objetivo de evitar a sensação de abstinência: ao estimular o corpo a produzir nicotina endógena, evita-se que sua falta seja sentida de uma vez, principal motivo de irritabilidade, angústia e até depressão.

Nas duas semanas seguintes, o paciente terá suporte para superar a abstinência.

A abordagem do programa é sempre individual, mas o objetivo é o mesmo para todos: limpar o que está intoxicando o corpo, repor o que está faltando, convidar o paciente a novos hábitos, motivá-lo e acolhê-lo.

Sei o quanto é desafiador parar de fumar, mas os resultados são realmente surpreendentes.

A partir dessa abordagem, o paciente é encorajado a adotar bons hábitos alimentares e praticar exercícios como forma de manter o corpo bem-disposto e não voltar a fumar.

A prescrição de aminoácidos, principalmente o triptofano e a taurina, deve ser mantida enquanto necessário, sendo reduzida paulatinamente quando a produção começar a acontecer de maneira satisfatória pelo próprio paciente.

> Quando **RESPEITAMOS** os limites do corpo, parar de fumar não resulta em ganho de peso, pois novos hábitos saudáveis são incorporados na rotina do indivíduo.

▶ OS PERIGOS DO CO_2

Como vimos, os benefícios de uma respiração eficiente vão muito além do emagrecimento, auxiliando no controle de problemas como pressão alta, insônia, ansiedade, depressão, dor e muitos outros.

Nosso corpo é sensível ao aumento de CO_2 na corrente sanguínea, fenômeno conhecido como hipercapnia. Esse mecanismo de defesa garante que respiremos sempre que estamos com pouco oxigênio no sangue. Em pacientes obesos, porém, essa sensibilidade é reduzida.

Isso ocorre porque os níveis de leptina – hormônio derivado do tecido adiposo que sinaliza a saciedade e reduz o apetite no organismo – encontram-se elevados, mas não sensibilizam adequadamente seus receptores. Tais elevações podem prejudicar a percepção do quadro de hipercapnia, permitindo baixas concentrações de oxigênio e altas concentrações de CO_2 no sangue sem que o indivíduo sequer perceba. Lamentavelmente, essa condição aumenta o risco de morte súbita durante o sono.

Nesses casos, remédios que deprimem a respiração, como hipnóticos e opioides, devem ser evitados a todo custo, sendo ministrados em pacientes obesos apenas em casos de extrema necessidade e com muito cuidado.

▶ CARTA AOS AMANTES DO FOGÃO A LENHA

Como boa mineira que sou, escrevo esta carta com tristeza, pois sei o valor afetivo que o fogão a lenha tem na vida de muitas pessoas.

Eu, como tantos outros, também aprecio uma boa refeição preparada no fogão a lenha. Mas infelizmente essa prática produz muita fumaça, sendo extremamente danosa aos nossos pulmões.

Só para se ter uma ideia, pessoas que têm o hábito de cozinhar no fogão a lenha podem ter problemas respiratórios semelhantes aos tabagistas.

O mesmo ocorre com quem utiliza a churrasqueira com muita frequência.

Muitas pessoas ainda têm no fogão a lenha a única forma de preparar seus alimentos. Outras, porém, o fazem por razões culturais.

É preciso promover melhores condições para as famílias que não têm acesso a uma forma mais salubre de preparar alimentos, principalmente pessoas que sofrem com problemas cardiorrespiratórios. Caso isso não seja possível, é importante que o fogão seja instalado na área mais ventilada da casa, reduzindo ao máximo os danos causados pelo excesso de fumaça.

▶ HISTÓRIA DO CAPÍTULO

Marilene, 39 anos, trabalha no departamento financeiro de uma concessionária de automóveis. Me procurou para tratar uma dor de cabeça crônica, e nos encontrávamos toda semana no consultório.

Frequentemente a paciente chegava atrasada, irritada e muito ofegante.

– A culpa é desses ônibus – ela dizia toda vez. – Eles demoram a passar, e quando passam, estão sempre lotados.

– Marilene, nosso sistema público de transporte é mesmo muito complicado – concordei um dia, buscando apresentar uma solução. – Você não pensa em ter um carro para se deslocar com mais conforto?

– Não posso comprar um carro. Não tenho dinheiro.

Marilene era fumante há muitos anos, e consumia cerca de trinta cigarros por dia. Fiz um rápido cálculo e constatei que, se ela abandonasse o hábito, conseguiria quitar um carro zero em menos de dez anos.

Nós já tínhamos conversado outras vezes sobre cortar o cigarro, mas Marilene era irredutível.

Era um tópico em que ela não considerava tocar.

Vinda de uma realidade desafiadora, trabalhava desde muito cedo para se sustentar e ajudar a família. Agora, já adulta e com um emprego estável, havia se tornado uma funcionária exemplar e era muito determinada no cuidado com os três filhos, os quais criava sozinha. Desde o divórcio, não havia procurado outros parceiros.

Como não tinha o hábito de sair ou beber, o cigarro se tornara sua única fonte de prazer, e não permitia que contestassem essa escolha. Mas, sentada à minha frente naquele dia, percebi que Marilene estava frustrada e reflexiva.

É comum que nossa principal fonte de relaxamento e prazer seja algo danoso à saúde. Quando essa situação chega ao limite, trazendo uma série de adoecimentos, o papel do médico é encorajar o paciente a corrigir esses hábitos. Trata-se de uma abordagem delicada, que exige cautela e empatia, mas é fundamental que seja feita a tempo de reverter os danos.

Quando chegou ao consultório na semana seguinte, Marilene parecia outra pessoa. Estava feliz, animada, orgulhosa de si mesma: havia comprado um carro e parado de fumar.

Surpresa, perguntei o que a havia feito mudar de ideia.

— Na última consulta, saí daqui me sentindo uma tola, doutora — ela respondeu. — Sua fala realmente mexeu comigo. Já perdi muito nessa vida, e se tem algo que não quero continuar perdendo é dinheiro e saúde.

Fiquei emocionada. Marilene era a prova de que nunca devemos desistir de nenhum paciente.

ATITUDE 8

Se você tem o hábito de fumar, irei sugerir o primeiro passo que ofereço aos meus pacientes do programa antitabagista: reduzir um cigarro diário a cada semana.

Pode parecer pouco, mas a cada cigarro não fumado você deixa de enviar uma quantidade considerável de gases tóxicos ao pulmão, treinando seu organismo aos poucos para não depender mais dessas substâncias.

Fumantes ou não fumantes, todos devemos fortalecer os pulmões, e minha dica aqui é reservar um tempo para a respiração consciente.

Comece inspirando profundamente e expirando lentamente. Lembre-se que o tempo da inspiração deve ser menor que o da expiração.

Repita o processo durante pelo menos 15 minutos diários, sempre observando a amplitude do tórax. Quanto mais fortalecidos os pulmões estiverem, maior será essa amplitude e mais adequada será a sua respiração.

CAPÍTULO 9

Um ciclo infinito: a complexa relação entre peso e sono

Sem dúvida, uma das melhores sensações do mundo é poder fazer algo dormindo.

Nosso corpo nos deu essa capacidade de presente: podemos contribuir para um organismo saudável apenas por meio de uma rotina de boas noites de sono.

O sono, mais do que uma ferramenta para renovar as energias, é fundamental para a manutenção do peso. Durante esse período, o corpo produz hormônios que colaboram para isso.

Quando somos privados do sono ou não conseguimos dormir adequadamente, gera-se um quadro de estresse que altera a liberação hormonal, impedindo que o corpo descanse.

A condição para que essa produção aconteça de forma equilibrada é chamada de descanso bioquímico: quando acordados, liberamos cortisol; quando dormimos, liberamos melatonina. Esse é o funcionamento natural do organismo; se há um desalinhamento, as consequências podem variar entre irritabilidade, dificuldade de foco, envelhecimento precoce e sobrepeso.

A relação entre a qualidade do sono e o sobrepeso reside na produção de cortisol e melatonina: quando passamos muito tempo acordados, a produção de cortisol aumenta, aumentando a glicemia que, por sua vez, eleva os níveis de insulina, levando ao aumento dos depósitos de gordura corporal.

Mas os hábitos que prejudicam o sono nem sempre são óbvios, e muitos de nós os cultivam sem sequer perceber.

Só para se ter uma ideia, veja abaixo a lista de medicamentos que aumentam a liberação de adrenalina no sangue, cujo efeito de agitação pode impedir o descanso adequado.

Corticoides

Anti-inflamatórios

Antidepressivos

Analgésicos

Antibióticos

Vasoconstritores (usados para amenizar sintomas da asma)

Anti-hipertensivos

Medicamentos para déficit de atenção

Boas noites de sono se tornaram raras em nossa sociedade, seja porque passamos tempo demais em frente às telas (computador, celular, televisão), seja porque estamos dormindo cada vez mais tarde, muitas vezes com lâmpadas ou aparelhos eletrônicos ligados. Sem dúvida, o poder restaurador de uma noite bem-dormida tem sido subestimado.

> **"**
>
> Se você deseja emagrecer, deve verificar a **QUALIDADE** do seu sono. E para dormir melhor, é preciso antes avaliar o fator peso.

Em minha experiência na saúde, atendi pacientes que não dormiam simplesmente porque não sentiam vontade – o trabalho era sempre mais urgente; os estudos, mais importantes; o videogame, mais interessante. Também vi casos em que os pacientes, por mais que tentassem, que passassem horas de olhos fechados na cama, não conseguiam adormecer.

Esse segundo quadro apresenta uma causa comum: a apneia obstrutiva do sono, ou SAOS, condição em que a respiração fica tão prejudicada que as células não são suficientemente oxigenadas durante o sono.

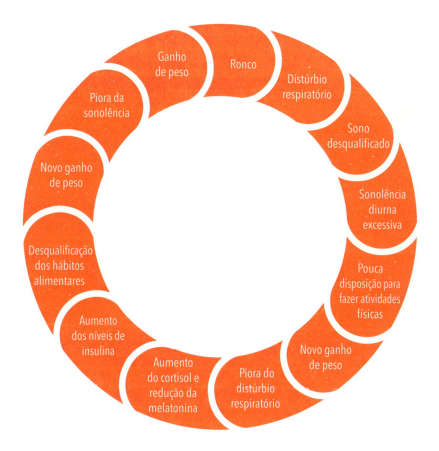

Em meu consultório, a procura por medicamentos para dormir é cada vez mais frequente, e é muito desafiador motivar os pacientes a melhorar seus hábitos de sono. Muitos deles já chegam até mim sob o uso de medicamentos e totalmente dependentes.

Para piorar, o sono proporcionado pelos remédios é inadequado, pois não atinge a fase REM, ou sono profundo, momento em que o corpo realmente descansa e se restaura.

Muitos pacientes insistem que o medicamento é leve e não faz nenhum mal. Eles não se consideram dependentes, mas ficam visivelmente angustiados com a possibilidade de ficar sem os remédios. Percebo isso quando eles se dão conta de que terão dificuldade para comprá-los.

Não é a minha prática de consultório prescrever remédios para dormir que necessitam de receita azul.[14] Então, quando digo que não tenho o receituário, os pacientes ficam muito frustrados.

Outra situação comum é quando os pacientes começam com uma dose leve da medicação e vão aumentando gradualmente, ou mesmo associando a outros medicamentos, mas ainda assim não conseguem dormir. Isso ocorre porque o remédio só faz efeito se ele se conectar ao seu receptor, mas em certos casos a quantidade de substâncias no organismo é tão grande que elas passam a competir por receptores, fazendo com que nenhum deles funcione direito.

> **"**
>
> Aumentar a dose de um medicamento **NÃO É** garantia de aumentar seu efeito.

Quando me deparo com esse tipo de situação, sempre me pergunto como foi a primeira abordagem desses pacientes.

Será que eles foram orientados a mudar seus hábitos para melhorar a qualidade do sono? Será que foram motivados a usar medicação

---

[14] Tipo de receituário médico utilizado para a prescrição de medicamentos que podem causar dependência, como psicotrópicos, antidepressivos e tranquilizantes. (N.E.)

homeopática, fitoterápica, ou a experimentar alternativas como a acupuntura, que é capaz de induzir ou melhorar a qualidade do sono fisiológico? Se sentem dor, será que foram examinados em busca da causa do desconforto antes de serem medicados?

Outro desafio enfrentado por muitos de meus pacientes é o trabalho noturno. Para estes, realmente é mais difícil mudar hábitos que prejudicam a qualidade do sono, motivo pelo qual acabam sofrendo com as consequências dessa rotina pouco fisiológica.

Apesar da situação pouco favorável, é importante buscar um ritmo de sono o mais regular possível para reduzir os danos ao corpo e regular o relógio biológico.

Lembre-se de que passar muitas horas acordado diminui a capacidade de concentração, aumentando o risco de acidentes. Mesmo durante o dia, é importante descansar e dormir para reduzir o estresse do corpo.

Já vimos que o sono auxilia no controle do peso de várias maneiras: melhorando o metabolismo, aumentando o gasto calórico, reduzindo a ansiedade, regulando o apetite, aumentando a disposição para fazer atividades físicas.

Com esse conhecimento em mãos, é preciso entender como aplicá-lo em sua vida para obter um corpo saudável e ideal para você.

A importância do autoconhecimento está na autonomia que ele proporciona. Conhecendo seu corpo, você será capaz de considerar fatores pessoais durante o processo de construção da saúde, garantindo que o tratamento escolhido funcione do início ao fim.

Por que o ronco é mais frequente em pessoas acima do peso?

Você provavelmente já notou que, ao engordar, acumulamos tecido adiposo na região do pescoço. O que talvez não soubesse ainda é que essa massa extra pressiona as vias respiratórias, prejudicando seu funcionamento.

Além de ser comprimido pelo excesso de gordura, o pulmão também é prensado pelo diafragma – músculo que separa o tórax do abdômen –, que é frequentemente abaulado na pessoa obesa. Isso faz com que seja necessário um esforço ainda maior para expandir e oxigenar o pulmão. Na hora de dormir, tudo isso é somado à dificuldade de conseguir uma posição adequada na cama.

Muitas vezes, o ato de roncar é visto com naturalidade: apesar de incômodo, poucos o consideram um problema de saúde. No entanto, esse sintoma aponta uma dificuldade do organismo de entregar ar aos pulmões de forma adequada, o que, em situações extremas, pode levar à apneia. O ronco não deve ser negligenciado, e qualquer que seja sua intensidade, ele é capaz de comprometer a qualidade do sono.

▶ HISTÓRIA DO CAPÍTULO

! ALERTA DE GATILHO — O RELATO A SEGUIR TRATA DE **SUICÍDIO** E **VIOLÊNCIA SEXUAL**.

Quando se casou, Tânia era uma mulher muito jovem. A gravidez que se seguiu ao matrimônio, apesar de bem-vinda, a pegou de surpresa. Sem experiência, ela não sabia quais cuidados devia tomar com o corpo, que passou por grandes mudanças.

O que Tânia enfrentou em sua primeira gestação infelizmente acontece com muitas mulheres. Seu marido, fixado na mulher magra com quem havia se casado, fez da vida da esposa um inferno: em toda oportunidade, ele fazia questão de dizer que Tânia estava gorda, flácida, descuidada, e que nunca seria magra de novo.

Quando engravidou pela segunda vez, Tânia realmente se tornou o retrato descrito pelo marido. Sentia-se tão pressionada por ele a recuperar seu corpo, tão indesejada, tão humilhada, que passou a se afastar cada vez mais de sua antiga imagem.

Embora soubesse que aquele relacionamento não a fazia bem, sua condição de mãe de dois filhos pequenos e sua vulnerabilidade financeira fizeram com que permanecesse casada. Tânia pensava que não havia nada que ela pudesse fazer para mudar de vida.

Dezoito anos mais tarde, com os filhos já crescidos, Tânia conseguiu passar em um concurso público. Sentindo-se mais segura financeiramente, ela finalmente juntou forças para sair daquele relacionamento opressor.

Ainda que estivesse 45 quilos mais pesada do que quando se casou, Tânia sentia-se mais leve – havia se livrado de um enorme fardo.

Mas a vida é cheia de surpresas.

Ela estava no trabalho quando recebeu um telefonema do hospital.

Jonathan, seu filho de 17 anos, tinha tentado se matar, mas fora milagrosamente socorrido pelos vizinhos.

Ela correu para o hospital, e quando chegou, mais uma desagradável surpresa: Jonathan havia se envolvido com traficantes. Endividado, sentindo-se pressionado e ameaçado, atentou contra a própria vida jogando-se do terceiro andar. Por sorte as árvores amorteceram sua queda, deixando-o somente com alguns arranhões e um pé luxado.

Mas os pesadelos continuaram.

Tânia, que é assistente social, conhecia muito bem as regras do tráfico, assim como a situação de vulnerabilidade dos dependentes químicos diante dos líderes.

Ela, que já não se parecia em nada com aquela mulher oprimida pelo ex-marido, que aceitava tudo calada, assumiu o papel de mãe e, com a força de uma leoa, decidiu enfrentar os bandidos.

Foram muitas as vezes em que precisou buscar Jonathan em lugares terrivelmente perigosos. Deixava claro para todos ali que não abandonaria o filho: se eles não o deixassem em paz, teriam que matá-la primeiro. E se o fizessem, precisariam enfrentar todos que conheciam sua história.

Certa vez, chegou a escutar de um chefão que se todas as mães fossem como ela, o tráfico não existiria.

Mais uma batalha ganha. Tânia conseguiu livrar o filho das drogas e do tráfico.

Mas toda essa vida pesada também pesava na balança. Aos 41 anos, com 47 quilos a mais do que gostaria, ela finalmente se deu conta de que precisava cuidar de si.

Foi então que lhe propuseram fazer uma cirurgia bariátrica.

Tânia não pensou duas vezes em aceitar. Não tinha coragem de ir à academia com seu corpo atual, e suas tentativas de emagrecer não tiveram êxito.

O emagrecimento veio rápido. Com quase 50 quilos a menos, ela iniciou um novo relacionamento com um homem muito companheiro. Seus dois filhos estavam saudáveis e encaminhados. Tânia teve certeza de que era possível ser feliz.

Depois da bariátrica, outras cirurgias plásticas vieram. Ela retirou o excesso de pele dos braços, das coxas, do abdômen, da lateral das costas, e até colocou silicone nos seios. Sentia-se bem construindo o corpo que sempre desejou. Estava em forma, bonita, e nem pensava na dor ou nas cicatrizes. As cirurgias passaram a ser algo natural em sua vida.

Certo dia, olhando-se no espelho após o banho, Tânia percebeu um volume na lateral da mama esquerda, próximo à axila.

Ela não sabia do que se tratava, mas algo lhe dizia que tudo iria mudar outra vez.

Ao se consultar, recebeu o temido diagnóstico: câncer de mama em estágio avançado. Precisou fazer uma mastectomia de urgência e foi encaminhada à quimioterapia.

Mais uma vez, Tânia enfrentou esse desafio com uma força impressionante.

Apesar de sentir que a vida tinha sido injusta com ela, de ter que enfrentar um câncer de mama justo quando havia recuperado sua autoconfiança, ela sabia que passaria por aquela provação e que logo tudo voltaria ao normal.

Porém, quando seu médico lhe disse que ela entraria no climatério e que precisaria tomar medicamentos para fazer bloqueio hormonal, Tânia ficou desolada. Havia vivido muitas violências em seu primeiro casamento, e agora, aos 51 anos, muito mais madura, sentindo-se bem naquele novo relacionamento, estava ansiosa para voltar à rotina. Mas os bloqueadores de hormônio a impediriam de resgatar sua vida sexual, o que foi a gota d'água.

Tânia se desesperou. Sentia-se amaldiçoada.

Após vários surtos de estresse, iniciou um tratamento psiquiátrico e passou a tomar outros medicamentos, inclusive alguns fortes indutores de sono.

Foi nesse momento que Tânia chegou ao meu consultório queixando-se de fortes dores em todo o corpo. Ao examiná-la, pude notar um quadro de envelhecimento ósseo e articular, além de uma fraqueza muscular extrema.

Tinha acabado de passar por uma histerectomia – cirurgia de retirada do útero – e enfrentava uma infecção complicada na perna, fruto de sua última cirurgia para retirar um excesso de pele próximo à virilha.

Tânia já nem sabia mais quantos procedimentos havia feito.

Começamos a conversar sobre seu histórico e ela me explicou que sua terapeuta abordava aquela tendência à cirurgia plástica como uma desistência da vida. Como não tinha coragem de se matar, Tânia provocava situações que colocavam sua vida em risco numa tentativa inconsciente de acabar com todo aquele sofrimento.

De fato, minha paciente aparentava pouca vitalidade.

Escutei a história de Tânia buscando enxergar sua vida além da dor.

Faço isso porque sei que a dor é a linguagem do sofrimento. Isoladamente, os remédios podiam até tratar as diversas dores de Tânia, mas me limitar a esse sintoma seria ignorar muitas outras violências externas e internas.

Como mulher, essa história me perturbou muito.

– Doutora, eu tenho passado todas as noites acordada – ela me confessou.

Foi então que a questionei sobre a medicação.

– Eu parei com os remédios. Passei por muitas coisas na minha vida e superei tudo. Agora, casada há cinco anos com um bom companheiro, me sinto frustrada por não conseguir ter relações sexuais sem me machucar.

A questão hormonal realmente pesava muito para Tânia. Ela continuou seu relato.

– Meu marido é muito calado. Ele não reclama, não toca no assunto, mas percebi que, quando estou sedada pelos remédios, ele faz sexo comigo enquanto eu durmo. Só percebi porque estava amanhecendo machucada, sangrando, então um dia fingi tomar os remédios e me deitei para dormir. Foi aí que eu vi tudo o que ele vinha fazendo comigo.

Eu estava em choque, sensibilizada, horrorizada. Não consegui dizer nada, e Tânia continuou a me contar sua história.

– Ele não é como o meu ex-marido, sabe, doutora? Ele é um homem bom. Mas preciso resolver isso, porque ele não me responde quando tento falar sobre o assunto. E agora passo minhas noites acordada. Eu preciso de ajuda.

Não ousei perguntar para Tânia o que ela considerava "um homem bom". As mulheres são tão cobradas socialmente, tão pressionadas para serem bonitas, desejáveis, que muitas vezes não se dão conta da gravidade dos abusos que vivem com seus parceiros.

De modo geral, o sobrepeso se torna uma preocupação para os homens quando há algum agravante de saúde. As mulheres, por outro lado, se preocupam quando sentem que sua imagem está inadequada aos padrões sociais, situação em que temem estar envergonhando a si mesmas ou a seus cônjuges.

Mesmo após todas as conquistas das mulheres, ainda temos um longo caminho a percorrer até que as relações entre os gêneros sejam de fato justas.

Em função dessas cobranças sociais e individuais, muitas mulheres perdem a noção de quais limites impor na busca por uma imagem que corresponda a padrões cada vez mais inalcançáveis.

Infelizmente, esse não é um comportamento isolado. Trata-se de um mecanismo de dominação cuidadosamente construído por uma sociedade machista, no qual o corpo da mulher é objetificado em prol dos prazeres masculinos e em detrimento de seus próprios desejos.

Quanto mais idealizamos esse conceito de feminino enquanto objeto de desejo do outro, enquanto dependente da aprovação do outro, mais naturalizaremos violências como as sofridas por Tânia e por tantas outras mulheres.

ATITUDE 9

Agora, gostaria de convidar você para um exercício de autonomia: o que você faria para dormir se não existissem medicamentos para induzir o sono?

Abaixo, listei algumas alternativas simples, mas que podem ajudar muito a melhorar a qualidade do descanso. Analise quais podem ser introduzidas na sua rotina e marque com um X as que estiver disposto a testar.

- ☐ Ao acordar pela manhã, não demore a se levantar; isso prejudica o sono noturno.

- ☐ Defina um horário para despertar todos os dias, inclusive nos fins de semana. Assim o seu corpo entenderá quantas horas você passa acordado e quantas horas precisa descansar.

- ☐ Se sentir sono durante o dia, cochile apenas por 10 ou 15 minutos. Além de não atrapalhar seu relógio interno, isso evitará que você atinja a fase do sono profundo e acorde ainda mais cansado.

- ☐ Prepare um ambiente escuro e silencioso para dormir. Se não for possível, opte por máscaras de tecido para os olhos e tampões de ouvido.

- ☐ Evite acender as luzes durante a noite. Caso precise se levantar, tente acender somente uma luz fraca.

- ☐ Se acordar durante à noite, procure não mexer no celular ou em outros aparelhos luminosos.

- ☐ Procure regular a temperatura do quarto de dormir entre 17 e 20°C. Frio e calor extremos perturbam o sono, prejudicando a qualidade do descanso.

- ☐ Ao decorar o quarto, escolha cores claras e calmantes para as paredes e móveis, como azul, verde, lilás, rosa e outros tons pastel.

- ☐ Mantenha o quarto limpo e organizado, evitando transformá-lo em escritório, sala de TV ou de jogos. O quarto e a cama devem ser usados somente para dormir e manter relações sexuais.

- ☐ A prática sexual amorosa, aliás, é uma ótima forma de regular o sono, pois relaxa o corpo e reduz a ansiedade.

- ☐ Certifique-se de que seu colchão e travesseiros estão adequados às suas necessidades.

- ☐ Ao lavar a roupa de cama, prefira sabão neutro e não exagere no amaciante. Alguns componentes desses produtos podem causar alergias, prejudicando a saúde e a qualidade do sono.

- ☐ Evite levar alimentos para o quarto, mas não se deite com fome: acordar para comer à noite fará com que o corpo desperte, podendo demorar para pegar no sono outra vez.

- ☐ Durante a noite, prefira refeições leves, quentes e de índice glicêmico mais baixo. Isso ajudará a evitar hipoglicemia noturna e diurna ao acordar.

- ☐ Reserve saladas e frutas para o período da manhã ou da tarde.

- ☐ Evite alimentos gordurosos: isso ajudará a prevenir o refluxo.

- [ ] Dê preferência a legumes, verduras e grãos.

- [ ] Se desejar beber algo à noite, prefira chás, como de erva-doce, capim-cidreira, maracujá ou camomila.

- [ ] Evite ao máximo bebidas que contenham cafeína e xantina, como café, chimarrão, chá preto, guaraná e refrigerantes à base de cola. Essas substâncias são excitantes do sistema nervoso central e seu efeito no organismo pode durar de 8 a 14 horas, causando insônia mesmo se consumidas pela manhã.

- [ ] Evite, também, bebidas alcoólicas durante a noite. Embora tenhamos a sensação de que o álcool relaxa e reduz a ansiedade, o sono que se segue é superficial, ou seja, não atinge a fase REM, caso semelhante ao do sono não fisiológico promovido por medicação.

- [ ] Procure parar de fumar ou, ao menos, evitar o cigarro à noite. A nicotina perturba o sono e não deve ser consumida nem antes de dormir, nem no caso de acordar de madrugada.

- [ ] Caso a ansiedade o atrapalhe a pegar no sono, faça exercícios respiratórios para relaxar, inspirando profundamente e expirando lentamente durante pelo menos 15 minutos.

- [ ] Procure viver seus dias ativamente, gastando energia e evitando o sedentarismo. Uma simples caminhada de 30 a 60 minutos por dia já é capaz de liberar endorfinas que relaxam o corpo e auxiliam o sono.

- [ ] Caso opte por se exercitar durante à noite, observe se a atividade te deixa agitado. Se isso ocorrer, procure se exercitar pelo menos 4 horas antes de se deitar. Se não for possível, opte por atividades mais relaxantes, como yoga ou pilates.

- [ ] Crie momentos agradáveis antes de dormir: tome um banho morno, medite, faça suas orações. Se gostar de ler, busque temas leves que não tenham relação com o trabalho ou não causem estresse.

☐ A necessidade de sono pode reduzir à medida que envelhecemos, mas todos devemos dormir entre 6 e 8 horas por dia.

☐ Troque os vários "cafezinhos" do dia por chás de efeito calmante, como os de camomila, erva-doce, manjericão ou capim-cidreira.

Com base nessas informações, registre abaixo quais hábitos você deverá mudar a fim de melhorar sua relação com o sono.

CAPÍTULO 10

"A condição natural dos corpos não é o repouso, mas o movimento"

Atribuída a Galileu Galilei, essa máxima nos traz uma verdade inquestionável: a vida pede movimento.

A estagnação do corpo faz com que o sangue coagule, podendo causar tromboses, embolias e até o surgimento de escaras.

E se engana quem pensa que uma vida ativa começa com atitudes drásticas, como assinar o plano anual da academia para, no fim das contas, correr o risco de frequentar apenas o primeiro mês. A realidade é muito mais simples: o movimento começa no dia a dia.

Quando decidimos andar a pé em vez de usar o carro, quando escolhemos as escadas ao elevador, quando passeamos com o cachorro no parque, quando andamos de bicicleta ou patins, damos um grande passo em direção a uma rotina ativa. Por incrível que pareça, essas atividades já fazem uma grande diferença no consumo de calorias.

O hábito de se exercitar é construído aos poucos: ao implementá-lo em nossa vida, nos sentimos mais à vontade para evoluir para treinos mais elaborados. Dar um passo de cada vez é importante não apenas para criar uma rotina de exercícios adequada à realidade de cada um, mas também para reduzir o risco de desistências e frustrações.

Uma boa forma de começar é listar as atividades que você mais gosta de fazer. Lembre-se de que programas ao ar livre permitem contato com o sol, fundamental para a melhora da imunidade, entre outros benefícios. O principal nesse momento é colocar o corpo em movimento, o que não significa fazer investimentos altos ou se encher de responsabilidades.

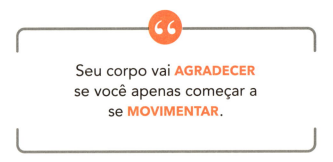

Seu corpo vai **AGRADECER** se você apenas começar a se **MOVIMENTAR**.

A atividade física aumenta o aporte sanguíneo em todo o corpo, principalmente no cérebro. Sabemos que, para preservar a saúde cerebral, não bastam apenas atividades intelectuais: é necessário movimentar o corpo para "malhar" o cérebro, diminuindo o risco de doenças degenerativas e mantendo em alta as endorfinas, que melhoram o humor e aumentam a sensação de prazer e bem-estar, alimentando o ciclo virtuoso da saúde.

Mas atenção: apesar da falta de movimento ser um grande problema da nossa sociedade, devemos ter em mente que nosso corpo sempre pedirá equilíbrio. O excesso de atividades físicas, principalmente se forem de alto impacto, pode ser extremamente danoso e perigoso. Atletas de alta performance, por exemplo, embora sejam referência de superação para muitas pessoas, não necessariamente têm um corpo saudável.

Exercícios extremos podem levar a um aumento crítico do colesterol e dos triglicerídeos, provocando alterações lipídicas aterogênicas[15] que causam obstrução arterial. Em contraste, exercícios moderados, desde que praticados com frequência, são capazes de melhorar esses valores.

---

[15] Refere-se a alterações nos níveis de gordura do sangue, fator que aumenta o risco de formação de placas de gordura nas artérias e veias.

Entendendo as diferenças entre exercícios leves, moderados e intensos

Antes de avaliar quais exercícios são os mais indicados para você, é importante entender **COMO CALCULAR SUA FREQUÊNCIA CARDÍACA MÁXIMA**.

Nosso valor de referência é de 220 batimentos por minuto (bpm). Para se ter uma noção aproximada da sua frequência cardíaca máxima, subtraia sua idade atual de 220. Exemplo: se você tem 35 anos, seu valor será 220 - 35 = 185 bpm.

EXERCÍCIOS LEVES

Passear na praça, caminhar com os amigos, brincar com os filhos, sair com o cachorro, realizar uma tarefa doméstica, andar até a padaria ou o sacolão, subir até três andares de escadas.

Nessas situações, o coração atinge de 50 a 60% da frequência cardíaca máxima. Isso significa que, mesmo sendo leves, tais atividades representam um gasto de energia considerável, sendo capazes de reduzir o risco de acidentes vasculares, como tromboses, e de diminuir o estresse.

Quando esses pequenos exercícios somam 5 mil passos por dia, a pessoa deixa de ser sedentária, passando a experimentar tanto os benefícios bioquímicos decorrentes do gasto de energia quanto a sensação de bem-estar.

Se realizadas com regularidade (ao menos 40 minutos por dia, 5 vezes por semana), as atividades físicas leves contribuem para a qualidade do sono, colaboram para a manutenção do peso e melhoram o humor, podendo, em alguns casos, ajudar até mesmo a reduzir o consumo de antidepressivos e ansiolíticos.

EXERCÍCIOS MODERADOS

Ideais para a perda de peso, exercícios moderados podem ser caminhadas mais intensas, corridas leves (como o trote), natação, andar de bicicleta ou esteira, dançar, subir mais de três lances de escada, entre outros.

Nessa modalidade, o coração atinge de 60 a 75% da frequência cardíaca máxima, razão pela qual podemos experimentar a sensação de cansaço. Para identificar tais atividades, basta notar, por exemplo, quando nos sentimos ofegantes ou não conseguimos conversar ao realizar determinado exercício.

EXERCÍCIOS INTENSOS

Responsáveis por levar o coração a uma frequência superior a 75% de sua capacidade máxima, enquadram-se nessa categoria os exercícios para atletas amadores e profissionais. Para essas atividades, é imprescindível não apenas o acompanhamento de um preparador físico, mas também de fisioterapeutas e nutricionistas.

Essa recomendação se deve ao fato de que, ao exagerar nos exercícios, corre-se o risco de estressar o corpo, causando lesões graves.

Antes de optar por essa modalidade, portanto, o ideal é fazer uma avaliação cardiológica e física.

Exercícios físicos aeróbicos têm sido considerados de grande importância para o tratamento não medicamentoso de dislipidemias secundárias como alteração de colesterol e triglicerídeos.

Para se ter uma ideia, a redução de apenas 10% do peso de uma pessoa com qualquer tipo de sobrepeso já é capaz de diminuir os riscos de doenças cardiovasculares.

Deve-se fazer exercícios aeróbicos ao menos três vezes por semana, com duração entre 30 a 60 minutos, com intensidade de 50 a 60% da frequência cardíaca máxima – a OMS recomenda 300 minutos semanais. Em quatro meses o corpo irá se adaptar à nova rotina, reduzindo a frequência cardíaca e a pressão arterial.

Exercícios físicos são um aliado tão poderoso no controle da pressão arterial que, em alguns casos, é possível até mesmo suspender a medicação para a pressão. Esse processo, é claro, assim como o de qualquer medicação, deve ser acompanhado por um médico e nunca autoinduzido.

No caso de pacientes com síndrome metabólica – ou seja, com mais chances de sofrer com doenças cardíacas, derrames e diabetes –, ainda que não haja perda de peso, a prática de exercícios melhora consideravelmente a capacidade física, fator capaz de reduzir as chances de desenvolver comorbidades associadas ao quadro de obesidade e os riscos de diabetes tipo 2.

> ❝
> A prática de exercícios e a adoção de uma dieta hipocalórica são as **MELHORES FORMAS** de tratar obesidade e síndromes metabólicas.

▶ ATIVIDADES FÍSICAS E DIABETES

Antes de iniciar a prática de atividades físicas, é necessário que pessoas com diabetes considerem alguns pontos.

No começo, o ideal é se exercitar pelo menos três vezes por semana, evoluindo aos poucos para a prática diária, sempre mantendo um padrão regular do tipo de exercício praticado, da intensidade, do horário, da dieta e, em casos de pacientes com diabetes insulino-dependentes, da insulina.

Essas condutas são necessárias para evitar situações de hipoglicemia.

Exercícios anaeróbicos (como musculação) também podem ser feitos cerca de três vezes por semana, desde que o paciente não sofra de hipertensão descontrolada, retinopatia proliferativa grave ou que tenha passado por cirurgias recentes, mesmo que realizadas a laser.

Pacientes que utilizam insulina devem receber orientação médica sobre como ajustar a dose e a alimentação para realizar exercícios de longa duração, que podem causar hipoglicemia durante ou após a prática. Os mesmos cuidados devem ser tomados por pacientes com diabetes não insulinodependente ou com resistência insulínica.

Embora o que se busque com a atividade física seja o controle da hiperglicemia, é preciso ter muito cuidado e disciplina para não se expor aos riscos da hipoglicemia, que, dependendo da intensidade, pode causar desmaios, comas hipoglicêmicos e até mesmo o óbito.

Com acompanhamento médico e cuidados adequados, por outro lado, a prática de exercícios faz uma grande diferença na vida de pessoas diabéticas, contribuindo, além dos benefícios já citados, para o desenvolvimento de massa muscular qualificada. A importância desse ganho está no fato de que o tecido muscular usa a glicose sem a presença de insulina durante o exercício. Este ganho pode durar de 48 a 72 horas. Desenvolvendo-se os músculos, então, pessoas diabéticas tornam-se muito mais livres para consumir açúcares sem que isso afete tão ou muito negativamente sua saúde.

▶ ATIVIDADES FÍSICAS E HORMÔNIOS

A produção do hormônio do crescimento, também conhecido como GH (sigla para *growth hormone*), está diretamente relacionada à prática de atividades físicas. O motivo é que a secreção desse hormônio declina com o passar dos anos, sofrendo interferência de fatores fisiológicos como idade, sexo, composição e distribuição da gordura corporal (principalmente a gordura abdominal visceral), sono, alimentação e concentração dos hormônios sexuais. Assim, a prática de exercícios torna-se fundamental para regular a produção natural dessa substância no corpo.

O uso do hormônio do crescimento sintético, embora proporcione um rápido crescimento dos músculos, pode ser muito perigoso para a saúde. Além de ser muito utilizado sem supervisão médica, muitas vezes não há uma rotina adequada de exercícios para compensar a dosagem, sobrecarregando o organismo e aumentando o risco de consequências graves como dor nos membros inferiores, acromegalia (crescimento das extremidades dos ossos, como dedos, queixo, orelhas e testa), dores de cabeça, hipertensão intracraniana, zumbido nos ouvidos, aumento da glicemia e colesterol. Em relação aos riscos do câncer, ainda não há comprovação de que o uso do GH favoreça diretamente o surgimento da doença.

Para um crescimento saudável, então, recomenda-se a prática de exercícios aeróbicos e treinamentos de resistência que, se realizados na intensidade, duração e frequência adequadas, aumentam significativamente a produção natural do GH, dispensando o uso de substâncias sintéticas.

Lembre-se ainda de que nosso corpo gosta de surpresas, e variar as atividades proporciona mais benefícios do que repeti-las sempre. À medida que seu condicionamento for aumentando, passe a incorporar novos exercícios em sua rotina. Acredite: seu corpo agradecerá.

▶ ATIVIDADES FÍSICAS E MEMÓRIA

A preservação do cérebro e da memória também está diretamente ligada à prática de atividade física.

Antigamente, acreditava-se que a atividade intelectual era mais importante do que a física para evitar a redução da memória. Hoje, sabemos que isso não é verdade.

A atividade intelectual tem sua importância, é claro: ela mantém, no sistema nervoso, a comunicação entre os neurônios, que se dá através das sinapses elétricas ou químicas. Para que isso aconteça, é preciso um cérebro saudável, o que depende diretamente de um aporte sanguíneo adequado.

É através do sangue que o oxigênio e os nutrientes necessários para o bom funcionamento dos neurônios chegam ao cérebro. Vem daí a importância da saúde cardiovascular: se o sangue é distribuído de forma adequada, evita-se a atrofia cerebral (perda de tecido encefálico), um dos principais fatores responsáveis pelo surgimento de doenças degenerativas como demência senil, doença de Alzheimer e doença de Huntington, entre outras.

A prática de exercícios físicos melhora a saúde cardíaca e fortalece o tecido muscular, além do cerebral. Para preservar a memória, portanto, é preciso manter o corpo ativo.

▶ ATIVIDADES FÍSICAS PARA PESSOAS IDOSAS

Já vimos que a prática de atividades físicas promove a independência física e cognitiva, amplia a expectativa de vida e contribui para o bem-estar. Combinada à alimentação adequada, é a melhor forma de reduzir o excesso de peso, prevenir as doenças degenerativas próprias do envelhecimento e evitar a sarcopenia. Recorrente em pessoas idosas, a sarcopenia se caracteriza pela atrofia muscular. Com a consequente redução da força dos músculos, a coluna fica sobrecarregada, e o aumento da pressão sobre os discos intervertebrais faz com que fiquem desidratados, levando à diminuição da estatura do indivíduo.

Uma vida ativa também previne contra doenças cardiovasculares (como a hipertensão), alterações metabólicas (como a diabetes) e osteoporose. Trata-se, portanto, de um elemento fundamental para manter o equilíbrio, a coordenação e a força física dos indivíduos, evitando quedas e outros acidentes que representam um grande risco para pessoas idosas.

Se a sua ideia de terceira idade envolve pessoas sentadas lendo o jornal ou fazendo tricô, é hora de substituí-la pela imagem de pessoas bem-dispostas e ativas, que não têm medo de frequentar a academia ou praticar esportes para cuidar da saúde do corpo e da mente.

▶ ATIVIDADES FÍSICAS CONTRA O CÂNCER

No Capítulo 8, falamos sobre o perigo dos radicais livres, moléculas danosas capazes de causar mutações nas células do corpo, causando diferentes tipos de câncer. O que nem todos sabem é que a prática de exercícios físicos ajuda a reduzir a presença dessas toxinas, mitigando danos oxidativos, melhorando a imunidade e diminuindo, consequentemente, os riscos de desenvolver a doença.

Para isso, recomenda-se ao menos uma hora de atividade física moderada, além do hábito de tomar sol. Procure diminuir também o tempo gasto em atividades sedentárias, como mexer no computador, no celular ou assistir à TV. Em excesso, essas práticas são deletérias à saúde e levam ao desânimo de exercitar-se.

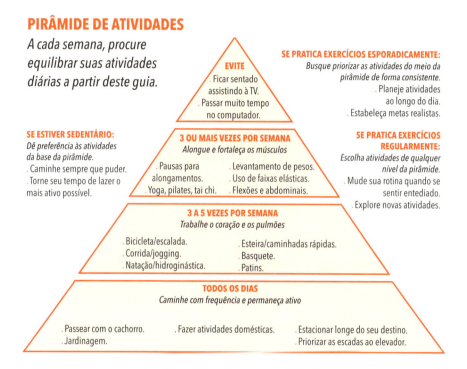

Mesmo sabendo se tratar de algo fundamental para a saúde, muitas pessoas não gostam de fazer exercícios e acabam desistindo de iniciar ou dar continuidade à uma rotina ativa.

Se esse é o seu caso, veja abaixo alguns cuidados para ajudar você a começar a trabalhar seu corpo.

- Construa suas próprias metas e estabeleça expectativas realistas.

- Ao elaborar sua rotina, defina tempo de duração e local para praticar as atividades. O exercício deve ter um espaço tão importante na sua vida quanto trabalho ou estudos.

- Crie recompensas que não sejam sabotadoras. Exemplo: em vez de exagerar nas guloseimas para comemorar uma semana inteira de atividades, compre tênis de corrida novos ou invista em algo que estimule a continuidade da sua rotina.

- Faça atividades físicas de baixa intensidade pelo menos uma hora por dia.

- Faça ao menos três refeições por dia (café da manhã, almoço e jantar).

- Mantenha padrões consistentes de alimentação, inclusive durante os fins de semana.

- Caso se sinta desencorajado, peça ajuda de amigos e/ou familiares para não te deixarem desistir.

Manter a regularidade dos bons hábitos listados acima é fundamental para que a sua rotina funcione. Pense comigo: uma semana tem sete dias, certo? Se você resolver se alimentar de maneira desregrada durante os fins de semana, passará 28,57% dos seus dias negligenciando sua saúde, o que certamente terá um impacto negativo sobre os resultados do seu esforço.

Essa prática de fazer dieta durante a semana e "relaxar" sábado e domingo confunde o corpo, que, acostumado a poupar energia durante a semana, precisa trabalhar mais para metabolizar o excesso de calorias nos outros dias.

Se considerarmos o aumento do consumo de bebida alcoólica aos fins de semana – que, nesse caso, geralmente se inicia na noite de sexta-feira –, teremos o equivalente a 35,75% dos dias prejudicados pelo excesso de calorias ingeridas.

Quando questionadas, pessoas que adotam essa prática falam com muito conforto:

*"Bebo somente aos fins de semana,
durante a semana não bebo nada!"*

Percebo logo que a pessoa não tem noção do tempo que isso significa em sua vida. E o quadro piora se o indivíduo em questão é sedentário e consome gordura em excesso. Essa combinação é uma das principais responsáveis pelo sobrepeso de grande parte dos meus pacientes.

Não digo isso para desencorajar você, mas para mostrar que, conhecendo seu corpo e respeitando seus limites, é possível elaborar estratégias saudáveis de emagrecimento que realmente funcionarão para a sua realidade. Lembre-se de que, ao assumir sua própria história, você dá um grande passo em direção à verdadeira mudança.

Nesse momento inicial, é fundamental focar mais no seu bem-estar do que na redução de peso. As mudanças no seu humor e disposição virão antes do emagrecimento, então não deixe a ansiedade te desanimar!

Caso não consiga cumprir com o planejado durante uma semana, não desista na próxima nem tente compensar dobrando a carga de exercícios. A regularidade é importante, mas mais importante ainda é manter o corpo sempre ativo, o que significa ser cuidadoso, respeitar seus limites e evitar lesões.

Se necessário, busque um suporte social para suas novas escolhas: convide amigos para ir à academia, chame um parente para uma caminhada, busque grupos de apoio nas redes sociais. Acredite: existem muitas pessoas querendo ser estimuladas tanto quanto você!

▶ A IMPORTÂNCIA DOS BONS CARBOIDRATOS

Por mais estranha que essa informação possa soar, ingerir carboidratos antes de praticar atividades físicas é fundamental para queimar calorias. Sem ele, o organismo precisará utilizar massa magra – ou seja, o tecido muscular – para fornecer energia ao corpo, fator que pode levar à redução dos músculos, aumento da flacidez e surgimento de depósitos de gordura.

Em situações como essa, o indivíduo pode até perder peso rápido, mas de maneira pouco saudável e nada durável. É por isso que sempre recomendo aos meus pacientes ingerir carboidratos de baixo índice glicêmico antes de qualquer atividade física. Além de dar energia, essa prática evita a hipoglicemia e a fadiga após o treino.

Em casos de atividades de alta intensidade, é possível até mesmo ingerir carboidratos de alto índice glicêmico para repor o glicogênio muscular gasto na prática física.

▶ ÍNDICE GLICÊMICO *VERSUS* CARGA GLICÊMICA

Apesar de parecer que se referem à mesma coisa, esses dois valores têm significados diferentes.

O índice glicêmico (IG) diz respeito à velocidade com que a glicose contida no alimento estimula a liberação de insulina pelo pâncreas. Quanto mais alto é o índice glicêmico de um alimento, mais rápido será esse estímulo. Mas, quando há um aumento súbito da glicemia, ela logo cai novamente, fazendo com que o indivíduo volte a sentir fome. Alimentos que provocam essa variação podem ser usados em situações em que se necessita aumentar rapidamente a glicemia.

Já a carga glicêmica (CG) se refere à quantidade total de glicose ofertada pelo alimento – o que, consequentemente, estimulará a liberação de insulina pelo pâncreas. Alguns alimentos possuem índice glicêmico alto e carga glicêmica baixa, como o abacaxi e a melancia. Em geral, as frutas têm índice glicêmico alto, mas não devem ser excluídas da dieta por serem ricas em vitaminas, minerais, fibras e carboidratos.

O inverso também ocorre, ou seja, alimentos com IG baixo e CG alta. Por isso, devemos lembrar de uma regrinha de ouro para a vida: independentemente dos valores, consuma qualquer alimento com moderação. Excessos sempre darão trabalho extra ao pâncreas, podendo causar aumento da insulina no sangue e estimular problemas como esteatose hepática, aumento dos triglicerídeos, inflamações crônicas decorrentes dos altos níveis de glicose e insulina no sangue, entre outros. Em casos extremos, corre-se o risco de chegar à falência total do pâncreas, desenvolvendo-se um quadro de diabetes insulinodependente.

IG ≤ 55 (BAIXO)	IG entre 56-69 (MODERADO)	IG ≥ 70 (ALTO)
Aveia: 54	Arroz integral: 68	Glucose: 103
Milho cozido: 52	Beterraba: 64	Cereal de milho: 87
Batata-doce com casca: 44	Abóbora cozida: 64	Purê de batata: 87
Laranja: 43	Batata frita: 63	Biscoitos de arroz: 87
Maçã: 36	Farinha de mandioca: 61	Batata inglesa cozida: 78
Soja cozida: 35	Batata-doce sem casca: 61	Bebidas isotônicas: 78
Lentilha: 32	Refrigerantes: 59	Melancia: 76
Cevada: 30	Abacaxi: 59	Pão branco: 75
Feijão: 24	Mamão: 56	Arroz branco: 73
Frutose: 15	Banana verde: 55	Tapioca: 70
Oleaginosas e sementes (nozes, castanha-de-caju, amendoim, linhaça, chia) possuem baixo IG.	O modo de preparo do alimento pode alterar seu índice glicêmico: quanto mais cozido, maior o IG.	Todos os alimentos que contêm açúcar ou farinha refinada têm seu IG aumentado.

IG: sigla para índice glicêmico, refere-se à velocidade com a qual o alimento estimula a produção de insulina no sangue. Quando essa produção é acelerada, ocorre um pico de glicemia no sangue, seguido de sua rápida redução. Este quadro é o que se chama de hipoglicemia.

▶ A IMPORTÂNCIA DOS MÚSCULOS PARA A QUEIMA DE CALORIAS

Se de um lado temos a gordura, um tecido praticamente inativo, no extremo oposto temos o músculo, que é extremamente ativo:

mesmo em repouso, ele gasta muito mais energia para manter sua atividade do que a gordura.

Um quilo de músculos queima de 13 a 15 calorias por dia. Pode parecer pouco à primeira vista, mas, ao multiplicarmos esse valor por 365 dias, obtemos um resultado bastante expressivo.

Quando praticamos atividades anaeróbicas – levantamento de peso, por exemplo –, estimulamos o crescimento de massa muscular. Para se ter uma ideia do impacto dessa prática no organismo, um ganho de 500 gramas de músculos pode aumentar o consumo de 30 a 50 calorias por dia, mesmo em repouso.

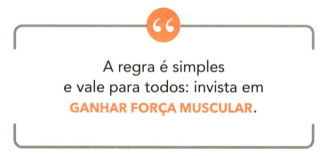

A regra é simples e vale para todos: invista em **GANHAR FORÇA MUSCULAR**.

À medida que o indivíduo vai ganhando massa muscular, ele passa a queimar calorias continuamente, até mesmo em repouso. Ao menos é o que se observa em indivíduos com uma taxa metabólica alta, ou seja, que não engordam com facilidade.

Aposto que você já se lembrou de alguém que é assim, não é? Mas não deixe que isso te assuste: para se manterem dessa forma, esses indivíduos precisam preservar a massa muscular; caso contrário, eles perderão esse "bônus". A boa notícia é que se você se levantar do sofá agora e começar a se exercitar, sua musculatura também jogará a seu favor – e isso pode ser feito em qualquer momento da vida.

Para ganhar massa muscular, é importante fazer exercícios regularmente. É durante essa prática que ocorrem microlesões das fibras, processo pelo qual o corpo sinaliza o cérebro sobre a necessidade de reparar os músculos. Isso ocorre durante o descanso, e é nesse momento que ocorre o ganho de massa muscular.

Está vendo como tudo na vida é uma questão de equilíbrio? Se até o tempo de descanso dos músculos é importante, respeitar o seu tempo também é parte essencial do processo de construção de saúde.

Além de ingerir carboidratos para fornecer energia aos músculos antes do exercício, é preciso se atentar também ao consumo adequado de proteínas, responsáveis por facilitar o reparo do tecido muscular. Em alguns casos, quando se busca um ganho maior de massa muscular – para corrigir uma sarcopenia, por exemplo –, a suplementação de proteínas, ou mesmo de creatina, pode ser uma opção válida por um curto período de tempo e com a devida supervisão médica.

Mas se engana quem acha que pode parar de se exercitar após atingir a massa muscular desejada. A perda desse tecido se dá de forma muito mais rápida do que seu ganho, podendo começar a ocorrer a partir de quinze dias sem treino.

Só para se ter uma ideia, podemos perder em quinze dias um resultado que demoramos ao menos três meses para conquistar.

É por isso que persistência deve ser nossa palavra de ordem. Quem oscila entre começar e parar de se exercitar sofre de ansiedade por não conseguir ver resultados. E, como sabemos, a ansiedade é um dos muitos fatores de autossabotagem, já que comumente contribui para o consumo de alimentos prejudiciais à saúde, dando início a um ciclo que, se não contido a tempo, pode trazer consequências irreversíveis.

▶ **HISTÓRIA DO CAPÍTULO**

Mariana tem 36 anos e é arquiteta. Quando chegou ao meu consultório, suas principais queixas eram em relação ao sobrepeso, mas havia outras questões envolvidas: ela sofria de ovário policístico, condição que, somada ao quadro de excesso de peso, contribuía para a formação de miomas. Para controlar o impacto dos sintomas em sua vida, fazia uso de ansiolíticos.

Quando pedi a ela que me contasse um pouco mais sobre sua alimentação, sua resposta me deixou intrigada:

– Comida para mim é uma transgressão.

– Como assim? – perguntei.

– Na minha casa, a alimentação sempre foi muito regrada: comíamos somente o básico, como arroz, feijão, verduras, frutas. Nunca havia refrigerantes ou biscoitos recheados, e os únicos doces disponíveis eram os feitos em casa – ela explicou. – Quando me tornei adolescente e comecei a sair, passei a comer sanduíches, beber refrigerante, tomar sorvete. Pra mim, isso era uma expressão de liberdade.

Na mesma hora, entendi o que Mariana queria dizer. Seu caso era muito similar ao de tantos adolescentes que consomem bebidas alcoólicas precocemente para se sentirem emancipados. A única diferença era que, em vez do álcool, o "fraco" de Mariana eram as comidas açucaradas e gordurosas.

Os alimentos saudáveis que existiam em sua casa representavam uma vida sem graça, sem gosto, sem emoção. Os produtos ultraprocessados e cheios de realçadores de sabor, por outro lado, eram sinônimo de diversão e felicidade.

Mariana não conseguia comer pensando em se nutrir. Agora, aos 36 anos, as consequências dessas escolhas começavam a impactar sua vida.

Muito acima do peso desejado, vendo seu casamento de seis anos se desfazer, ela não conseguia se concentrar no trabalho e começou a perder clientes. Passou a tomar remédios psiquiátricos, mas ainda assim não se sentia bem: dormia mal, acordava indisposta e passava todo o tempo livre assistindo a séries na televisão, jogando no computador ou comendo alimentos ultraprocessados.

Não tinha ânimo nem para arrumar o quarto.

Mas o que a levou ao meu consultório foram as terríveis cólicas menstruais que a deixavam de cama, sob o uso de analgésicos fortíssimos que ainda assim não controlavam a dor.

Enquanto aguardava a consulta, escutou outro paciente falando ao celular. Era Jorge, que fazia parte de um grupo de pessoas que andava de bicicleta e estava combinando um passeio para o fim de semana.

Quando Mariana entrou em minha sala, mencionou que gostava muito de andar de bicicleta quando criança.

Foi então que avistei uma fresta, uma pequena luz sobre seu caso.

Como médica, acredito que o mais importante que posso fazer pelas pessoas é motivá-las a conquistar um estilo de vida saudável – o que nem sempre envolve prescrever medicamentos. Na maioria dos casos, trata-se de buscar uma conexão com algo que os faça felizes. Então, perguntei a Mariana se ela gostaria de fazer um passeio com a turma de Jorge.

Ela estranhou um pouco, mas acabou concordando.

Apresentei a ideia a Jorge, que ainda estava na clínica, e ele, muito receptivo, disse que sempre recebiam pessoas novas e que seria um prazer introduzi-la ao grupo.

Este foi o começo de uma nova vida para Mariana.

No início, seu tratamento incluiu mudanças nos hábitos alimentares e eletroacupuntura. Como sentia fortes dores, ministrei analgésicos que foram paulatinamente substituídos por fitoterápicos e suplementos. Mas, é claro, a atividade física foi uma ferramenta motivacional indispensável para que a paciente aderisse e evoluísse com os tratamentos.

Os sentimentos de diversão e até mesmo de transgressão que Mariana buscava nos alimentos industrializados se encontram, hoje, nas aventuras que faz de bicicleta.

Identificou-se com o grupo, fez vários amigos e nunca mais passou um fim de semana em casa por desânimo ou preguiça. A bicicleta se tornou sua expressão de liberdade.

Percebo que Mariana se preocupa cada vez mais em cuidar de si, tornar-se mais saudável, superar obstáculos, acompanhar o grupo.

Casos como esse não são raros. É muito comum, na verdade, que as pessoas consigam mudar seu estilo de vida a partir de uma atividade física com a qual se identificam.

A bicicleta era a adrenalina que faltava na vida de Mariana.

Hoje, mais saudável e bem-disposta, ela quase não sente cólicas e está se preparando para um novo relacionamento. Me contou, rindo, que a condição para namorar com ela agora é gostar de andar de bicicleta.

ATITUDE 10

Neste capítulo, vimos como é feito o cálculo da frequência cardíaca máxima e quais são os principais tipos de atividade física. Agora, é hora de entender qual é o melhor exercício para você.

A resposta é mais simples do que parece: qualquer um que você consiga realizar com persistência e consistência por pelo menos 30 a 60 minutos diários.

Se a sua rotina é muito corrida ou você tem dificuldade para encaixar a prática de exercícios no seu dia a dia, tenho uma dica para ajudá-lo a se organizar.

Volte às páginas 153 e 154 e escolha ao menos três atividades físicas que está disposto a praticar. Em seguida, encaixe-as no calendário abaixo, preenchendo cada dia com pelo menos uma prática. Busque alternar entre exercícios leves e moderados, evoluindo para os intensos quando se sentir confortável.

Pode acreditar: ao final de 30 dias, você sentirá uma enorme diferença!

SEGUNDA-FEIRA	TERÇA-FEIRA	QUARTA-FEIRA	QUINTA-FEIRA	SEXTA-FEIRA	SÁBADO	DOMINGO

CAPÍTULO 11

O modismo passa, você permanece: invista em processos sustentáveis

O que realmente queremos dizer quando afirmamos que aparência não é tudo?

Do ponto de vista médico, essa certamente não é uma máxima hipócrita: é muito comum nos depararmos com pacientes magros, esbeltos, com corpos que, por fora, seguem exatamente o padrão estético estabelecido pela mídia. Por dentro, porém, estão desnutridos, queixam-se de dores, sentem-se cansados e levam, consequentemente, uma vida infeliz.

Para essas pessoas, comer é sinônimo de engordar. Por isso, sentem-se culpadas sempre que ingerem alguma coisa. Como não conseguem se alimentar com liberdade, o pouco que comem geralmente não tem nenhum valor nutritivo, pois visa apenas saciar o apetite. É o caso de produtos industrializados como chocolates, refrigerantes, salgadinhos ou alimentos congelados. Como já vimos, os realçadores de sabor presentes em excesso nesses alimentos estimulam as papilas gustativas e os centros de prazer no cérebro, surtindo o mesmo efeito viciante de algumas drogas conhecidas. Por isso é tão difícil não exagerar no consumo desses alimentos, principalmente tratando-se de organismos carentes de nutrientes.

O medo de engordar e o sentimento de culpa ao comer são tão adoecedores quanto o próprio sobrepeso. Nos alimentamos por instinto, para sobreviver, e brigar o tempo todo com a natureza humana é comprometer, e muito, a sua paz de espírito.

Para resolver esse impasse, a melhor alternativa é aprender a comer bem. Veja abaixo como montar um prato saudável.

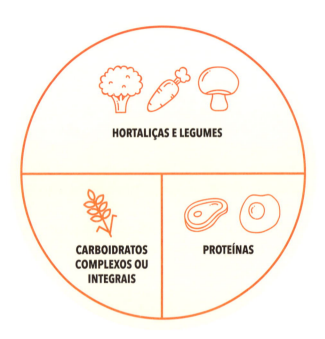

▶ **POR QUE QUEREMOS SER MAGROS?**

Não são raras as vezes em que me sinto angustiada, chocada e até mesmo indignada com algumas histórias que ouço em meu consultório. Isso acontece quando me dou conta de que, para muitas pessoas, a magreza é uma meta de vida, e vale qualquer sacrifício para alcançá-la.

Comentarei alguns casos aqui para que você compreenda o que quero dizer.

Poliana, uma garota de apenas 19 anos, viu na internet que o vinagre ajudava a emagrecer. Sem se consultar com um profissional de saúde para validar a informação, ela decidiu tomar um copo de vinagre por dia durante sete dias. As consequências foram imediatas: no sétimo dia, Poliana sentiu uma dor intensa e foi internada com uma úlcera gástrica quase perfurada.

Sílvia, 38 anos, ficou em coma por três dias após fazer uso contínuo de anorexígenos – os famosos "remédios para emagrecer" – por conta própria. Ao receber alta, voltou a tomar os mesmos medicamentos, segundo ela, agora com "acompanhamento médico adequado".

Paula, 28 anos, ouviu de uma amiga que os diuréticos ajudavam a desinchar, deixando a barriga "sequinha". Acabou exagerando na dose, e hoje sofre de insuficiência renal.

Fernanda, 46 anos, queria emagrecer sem mudar seus hábitos alimentares. Passou a tomar hormônios tireoidianos, também por conta própria, para aumentar o metabolismo. Os remédios a deixavam agitada, ansiosa, causavam tremores e taquicardia, mas ela achava que valia o sacrifício. Ao final de alguns meses, foi diagnosticada com doença de Graves, distúrbio causado pelo excesso de hormônios da tireoide que leva ao aumento da gordura retro-orbicular, deslocando os olhos para a frente e provocando secura, lacrimejamento e risco de úlcera de córnea, além de alterar a estética do rosto.

A partir desses poucos exemplos podemos perceber como há pacientes que preferem ter seus corpos mutilados a serem obesos. É para essas pessoas, que sofrem com autoestima baixa e estão dispostas a pagar qualquer preço pelo emagrecimento rápido, que surge, a cada dia, uma nova fórmula mágica para alcançar "o corpo ideal".

A promessa dessas fórmulas é sempre a mesma: emagrecer rápido e sem esforço. Embora as mulheres sejam as mais visadas por esse mercado, já que é principalmente sobre elas que recai essa cobrança da sociedade, os homens também não ficam de fora.

Giovani malha pelo menos duas horas por dia, e sua dieta é composta basicamente por ovos e carnes. Ele procurou o consultório porque começou a sentir dores intensas e difusas nos músculos e articulações. Ao analisar seus exames, percebi que apresentava alterações nos índices de ureia, creatinina, colesterol, homocisteína, ácido úrico, creatinofosfoquinase (CPK) e proteína C reativa (PCR).

Esse caso de Giovani é um ótimo exemplo de como dietas que eliminam carboidratos e pregam o consumo excessivo de proteínas podem ser danosas.

O principal risco é o comprometimento dos rins, pois é através deles que são liberadas a ureia e a creatinina, excreções resultantes da metabolização das proteínas. Se aumentamos o consumo de proteína, damos mais trabalho a eles, e todo esforço extra dado a um órgão pode causar danos.

No caso de Giovani, apesar desse consumo excessivo, havia perda de proteínas devido às lesões musculares causadas pela prática de exercícios pesados. Por isso os níveis de CPK estavam elevados, aumentando ainda mais o esforço renal.

O alto consumo de proteínas também pode causar inflamações, já que eleva os níveis de fibrinogênio e favorece, consequentemente, coagulações sanguíneas como tromboses, AVC, angina e até infarto. Paralelamente, o aumento dos níveis de PCR pode causar dores musculares e articulares, enquanto o excesso de ácido úrico pode provocar artrite gotosa. Para completar, as carnes possuem uma quantidade maior de gordura, o que colabora para o aumento do colesterol.

Mesmo assim, consultórios que oferecem "tratamentos milagrosos" estão sempre lotados. Muitos médicos sequer avaliam o contexto de seus pacientes, enquanto outros, após apresentarem soluções prontas, solicitam exames apenas para monitorar riscos.

O hábito de conversar com os pacientes, de buscar conhecer seus hábitos para planejar tratamentos personalizados, está cada vez mais raro. As dietas padronizadas são propostas sob muitas promessas de sucesso, mas não há estímulos reais para fazer com que os pacientes mudem maus hábitos alimentares e de saúde. Afinal, se houvesse esse encorajamento, muitos dos remédios prescritos certamente não seriam necessários.

A maioria dos pacientes que buscam esses tratamentos afirmam que não pretendem usar remédios nem se submeter a dietas radicais por muito tempo. Geralmente, alegam que só precisam começar a emagrecer para, então, serem estimulados a buscar hábitos realmente saudáveis.

O que eles não percebem é que, na verdade, essa estratégia é um grande desestímulo para o corpo. Afinal, ao mudar todo o metabolismo forçadamente, seja por meio de medicação ou de dietas nada sustentáveis, torna-se muito mais difícil reconfigurá-lo para perder peso de forma saudável.

Outra questão ainda mais séria é o fato de que remédios para emagrecer favorecem mais a perda de músculos do que de gordura, o que leva à redução do metabolismo. Com a capacidade de gastar energia comprometida, os pacientes acabam engordando em vez de emagrecer, mas a ansiedade para alcançar o físico desejado rapidamente não lhes permite enxergar isso ou pensar no dia seguinte.

O que vale é o agora.

É esse imediatismo que está por trás de tantas histórias de frustração envolvendo, por exemplo, pessoas que emagrecem de uma vez, renovam todo o guarda-roupa e voltam a engordar pouco tempo depois. Desesperadas, sentindo-se culpadas pela mudança repentina do corpo, acabam recorrendo à mesma fórmula mágica que havia dado tão certo da primeira vez, entrando em um ciclo vicioso extremamente danoso ao organismo.

As idas e vindas nesses métodos nada duradouros geram adoecimentos emocionais e físicos, como desânimo, ansiedade, irritabilidade, depressão, anemia, alterações hormonais e das enzimas do fígado, distúrbios renais e arritmias cardíacas, entre outros.

Para piorar, muitas dessas consequências afetam também a aparência, tornando os corpos fracos, flácidos, sem brilho. Sem músculos definidos, não há disposição para fazer atividades físicas. Mas quando tudo o que interessa é perder peso, muitas vezes isso passa despercebido.

Quando falo aos pacientes sobre os riscos desses tratamentos imediatistas, ouço sempre a mesma coisa: "Mas eu emagreci! Não é isso o que importa?".

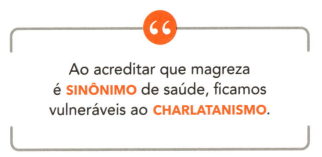

Ao acreditar que magreza é **SINÔNIMO** de saúde, ficamos vulneráveis ao **CHARLATANISMO**.

É somente a balança que norteia a vida.

A maioria desses pacientes a confere todos os dias. Quando acham que estão acima do peso, muitos passam o dia todo sem comer, enquanto outros tentam comer bem durante a semana para compensar com guloseimas no fim de semana. A fome ou a vontade de comer são ignoradas, e as necessidades do corpo, totalmente negligenciadas.

Há ainda os que correm para bem longe da balança – tudo depende do momento e da forma como estão enxergando o corpo. No fim, todos convivem com uma grande angústia.

Sabemos que a opinião do médico é muito credenciada e tem um grande peso sobre as decisões dos pacientes. Me preocupo com isso porque há vezes em que não conseguimos ser tão sensíveis quanto a situação exige, e podemos acabar usando esse poder de influência para fragilizar ainda mais uma pessoa já tão vulnerável.

A grande maioria das mulheres com sobrepeso atribui a este fato seus insucessos na vida profissional e/ou afetiva, comportamento que nem sempre é observado em homens com sobrepeso. Isso acontece porque as mulheres sempre foram mais cobradas para seguir certos códigos estéticos a fim de se adequarem socialmente. Só para se ter uma ideia da gravidade dessas imposições sociais, cada vez mais mulheres consideram necessário, após a gravidez e o período de amamentação, fazer cirurgia plástica no abdômen e colocar silicone nas mamas. É para esse público angustiado e inseguro com a própria imagem que surgem, a cada dia, novas promessas e soluções que podem até disfarçar certas inseguranças, mas não tratam a raiz do problema.

Pessoas fragilizadas tendem a se sentir culpadas quando algo em sua vida não ocorre como o esperado, e é preciso muito cuidado e delicadeza para abordar fatores traumáticos a fim de entender o que levou determinado paciente a buscar determinado tratamento. Se não houver esse cuidado, o médico pode facilmente ir de aliado a algoz.

Vou compartilhar com você a história real de uma paciente que chegou até mim após fazer um tratamento radical para emagrecer.

Zilda, 48 anos, é diretora de uma escola pública de periferia. Apesar de amada e respeitada pelos alunos e professores, havia algo que a incomodava profundamente: o sobrepeso. Queria muito emagrecer, mas não sabia por onde começar. Foi então que decidiu procurar ajuda profissional.

Zilda pesava 93 quilos quando chegou ao consultório do médico para sua primeira consulta. Ele a pesou, depois a levou até um espelho e a fotografou. Quando finalmente dirigiu a palavra a Zilda, não foi para perguntar sobre sua história ou entender seu contexto de vida, mas para dizer que ela precisava tomar sérias providências em relação à sua aparência. Nas palavras do médico, se a paciente continuasse gorda como estava, certamente acabaria perdendo o marido.

Assustada, Zilda perguntou o que poderia fazer para começar a perder peso imediatamente. O médico respondeu que a única solução era tomar remédios para emagrecer, e os receitou na mesma hora, sem sequer pedir exames à paciente.

Zilda comprou os remédios e começou a tomá-los. Sentiu-se mal logo nas primeiras semanas, mas como estava emagrecendo, resolveu continuar com o tratamento.

Um mês depois, ela retornou ao consultório. Tinha perdido 17 quilos, mas o médico ainda não achava o suficiente. Decidiu aumentar a dose.

Preocupada, a paciente questionou:

– Doutor, será que não vai ser demais para o meu organismo?

Em vez de responder, ele a levou até o espelho.

– Veja como você está ficando bonita. Não quer continuar emagrecendo?

Ela concordou e continuou a tomar a medicação. Passava mal diariamente, sentia-se totalmente desanimada, fraca, sequer conseguia se manter de pé, mas seguia em frente por acreditar que fazia parte do processo.

Algumas semanas depois, tinha perdido 25 quilos.

Vendo o estado da esposa, o marido arcou com o valor de uma nova consulta e a levou ao médico antes de completar o mês.

Zilda, mal se aguentando sobre as pernas, pediu que o doutor diminuísse a dose dos remédios.

Mais uma vez ele a pegou pelo braço e a levou até o espelho.

– Olhe como você está bonita – disse, indicando o reflexo de Zilda com a cabeça. Então, mostrou-lhe a foto que havia tirado na primeira consulta. – Você quer voltar a ser aquela mulher gorda, flácida, feia, como era quando chegou aqui? Ninguém é louco de querer isso, certo? Não vou reduzir seus remédios. Volte ao final do mês, quando tiver finalizado o tratamento.

Por insistência do marido, Zilda parou de tomar os remédios. Dois meses depois, quando chegou ao meu consultório, havia engordado 18 quilos. Sentia-se ansiosa, desmotivada e estava revoltada com sua experiência. Queria saber se eu achava correta a postura daquele médico.

O relato havia me deixado assustada, triste, indignada. Me dei conta de que, mesmo na medicina, é possível se deparar com profissionais que oferecem apenas soluções paliativas para seus pacientes, sem se preocupar com a construção da saúde.

Mesmo assim, era Zilda quem precisava escolher entre um tratamento imediatista ou uma abordagem que de fato investigasse a raiz de seus problemas. Enquanto médica, cabia a mim investigar o que estava por trás de suas escolhas – a ansiedade, o medo do abandono, a baixa autoestima, as críticas veladas, o sentimento de inferioridade – e torcer para que escolhesse o melhor caminho.

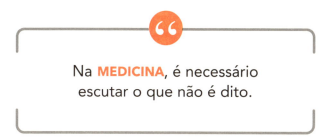

Na **MEDICINA**, é necessário escutar o que não é dito.

Zilda e eu conversamos bastante em sua primeira consulta. Além de solicitar exames para avaliar as alterações causadas pelo tratamento prévio, convidei-a para fazer parte de um programa de educação alimentar para que conquistasse o peso desejado com saúde. Ela recusou alegando não ter dinheiro para as aulas. Não retornou com os resultados dos exames, e quando tentei contato, soube que havia voltado para o tratamento anterior.

Esse comportamento em relação ao dinheiro é bastante comum em pessoas desmotivadas. Desejando perder peso rapidamente, o paciente prefere investir em algo que, em teoria, não exigirá esforço. Ingenuamente, ele acredita que pode comprar resultados.

Devemos considerar duas questões sobre a recusa de Zilda: os encontros custam bem menos do que os remédios e não são um gasto passageiro, mas um investimento na própria educação da paciente, algo para a vida toda. Esse me parece ser o X da questão. Por não acreditarem que são capazes de virar o jogo, a maioria das pessoas que sofrem com sobrepeso não fazem projetos de médio e longo prazo; elas se cobram resultados imediatos. Mais do que isso, não acreditam que o processo de emagrecimento possa ser uma caminhada alegre, tranquila, livre de restrições ou sacrifícios.

E quando falo em sacrifícios, não me refiro apenas a restrições alimentares. Em minha experiência como anestesista, via os mesmos pacientes voltarem para fazer novas cirurgias plásticas, de lipoaspiração a outras "correções". Quando perguntados sobre os motivos que os levavam até ali, respondiam que os procedimentos os ajudavam a lidar com inseguranças e frustrações. Percebe a contradição? Se as cirurgias realmente os deixassem mais felizes, por que voltariam constantemente para fazer outras? Quanto dinheiro e energia ainda serão investidos em procedimentos dolorosos, de longa recuperação, que não tratam as verdadeiras fragilidades? Quanto tempo até perceber que mudanças verdadeiras e definitivas devem vir de dentro?

Existe uma falsa crença de que é impossível se manter em forma vivendo bem e alimentando-se com prazer. Somos levados a acreditar que tudo o que é bom é imoral, ilegal ou engorda. Basta reparar o que dizem tantos modelos e *influencers* em suas redes sociais. Eu mesma já ouvi que "se você colocar alguma coisa na boca e for gostoso, cuspa fora, porque engorda".

Essa linha de pensamento nos leva a um novo problema, que é ver o prazer como pecado. Bem, até onde eu sei, pecado é ser infeliz, pois a infelicidade nunca se limita ao indivíduo; ela sempre transborda, como se o infeliz precisasse transformar tudo ao seu redor para que o mundo se adapte a ele.

Tenho medo de pessoas infelizes: elas são contagiosas, se incomodam com a felicidade das outras. Acredito que são elas as responsáveis por criar tratamentos que promovem a infelicidade.

Independentemente do que buscamos para a nossa vida, não devemos nos conformar com qualquer tratamento, principalmente os medicamentosos e cirúrgicos. Prefira sempre abordagens pouco invasivas, que conservem a fisiologia natural do corpo, e siga-as com empenho e dedicação, acreditando, acima de tudo, que você é capaz de promover sua própria mudança.

Deixe os tratamentos radicais para aquela minoria que, infelizmente, desviou-se do caminho adequado por muito tempo e precisa evitar que algo pior aconteça. Mas lembre-se de que essa é uma pequena minoria, casos tão raros que quase não se tem notícia.

Nesse momento decisivo, entender como ocorrem os processos fisiológicos pode auxiliar você a evitar essas perigosas armadilhas. É isso que faremos agora.

▶ O QUE SÃO CALORIAS?

Quando falamos em calorimetria, nos referimos à mensuração das necessidades energéticas do organismo em condições fisiológicas diversas, considerando o valor calórico dos alimentos.

O valor calórico é a quantidade de energia contida nos alimentos. Quando nos alimentamos, ocorre um processo de combustão que resulta na produção de calor. Quanto maior a quantidade de calor produzida no organismo, mais calórico é o alimento.

COMPOSIÇÃO DOS ALIMENTOS	VALOR CALÓRICO
1 g de carboidratos	4 kcal
1 g de gorduras	9 kcal
1 g de proteínas	4 kcal
1 g de álcool	7 kcal
1 g de açúcar	4 kcal

Segundo a visão da medicina tradicional chinesa, o calor gerado durante o metabolismo dos alimentos mantém a temperatura corporal. Os alimentos podem esfriar ou aquecer o organismo – o que explica, por exemplo, o fato de algumas pessoas serem friorentas e outras calorentas –, e tanto o frio quanto o calor excessivos podem provocar doenças.

Pessoas friorentas e calorentas não devem seguir a mesma dieta. As friorentas (que tendem a sofrer com doenças de frio, como dores de cabeça e garganta, congestão nasal, dores articulares, contrações musculares, doença de Raynaud) precisam de alimentos que as aqueçam, enquanto as calorentas (que tendem a sofrer com doenças de calor, como infarto do miocárdio, derrame, AVC) devem priorizar aqueles que as refresquem rapidamente.

Entre os alimentos que esfriam estão a alface, a laranja, as verduras e as frutas tropicais. Repare como as frutas típicas dos países tropicais (ou seja, cujas temperaturas são mais altas) têm mais água e são mais refrescantes do que as de países mais distantes da linha do Equador (cujo inverno é rigoroso), que são mais sólidas e aquecem mais.

Entre os alimentos que aquecem estão o café, as castanhas, as sementes, as frituras, os produtos lácteos e as carnes vermelhas. Em geral, produtos de origem animal tendem a aquecer o corpo.

Esse entendimento nos traz a outra questão, que é o hábito de ingerir líquidos durante as refeições. Mais importante do que definir a quantidade de líquido permitida é avaliar quem tem o costume de beber enquanto come, que, geralmente, são as pessoas com quadro de calor.

Muitas pessoas com sobrepeso ingerem líquidos durante as refeições, e isso não ocorre por acaso. Um dos motivos é a pressa para comer, que prejudica a produção de saliva e faz com que precisemos beber algo para ajudar a formar e a "empurrar" o bolo alimentar. O exagero nos temperos, principalmente o sal e o açúcar, também faz com que sintamos vontade de ingerir líquidos para suavizar esses sabores.

Outro problema frequente é a falta de alimentos ricos em líquido (como verduras, legumes e frutas) e o excesso de alimentos secos (massas, carnes e frituras) na dieta, que, somado aos outros fatores, também criam uma necessidade urgente de ingerir líquidos.

As principais consequências desse hábito são a distensão gástrica, a diluição do suco gástrico e o comprometimento da digestão. Os líquidos também lavam as papilas gustativas da língua, dificultando que elas se saturem com o sabor dos alimentos e causem a sensação de saciedade.

> Durante muito tempo, era comum se preocupar apenas com a quantidade de calorias dos alimentos, ignorando-se outras propriedades perigosas de determinados produtos. Todas as bebidas gaseificadas, por exemplo, especialmente os refrigerantes do tipo cola, são desmineralizantes, ou seja, retiram minerais

dos ossos, causando cáries, cálculos renais e até osteoporose. E se engana quem pensa que as bebidas diet são menos danosas: apesar de pouco calóricas, são igualmente descalcificantes e provocam a desnutrição do corpo.

O fato de um alimento ser pouco calórico não significa que não possa ser perigoso.

Com tantos alimentos naturais e benéficos à disposição, é realmente triste constatar que cada vez mais pessoas se tornam dependentes de produtos industrializados. Desde a mais tenra infância, desprezamos a importância nutricional dos alimentos, contaminando o paladar das crianças com sabores artificiais que, até então, não as faziam falta. Inicia-se, então, um ciclo vicioso, já que alimentos não nutritivos (ou biocidas) roubam o espaço de alimentos saudáveis, alterando a percepção dos sabores e tirando o foco da boa alimentação.

Uma alimentação equilibrada permite manter o peso ideal sem contar calorias. Se ainda as contamos é porque esse equilíbrio já se perdeu, sendo necessário reencontrá-lo.

Receio que daqui a algum tempo nossa sociedade só consiga viver à base de fórmulas prontas. Que precisemos de aplicativos para nos mostrar o que comer, quantos copos de água beber, quantas vezes respirar por minuto. Que busquemos tão desesperadamente por um padrão estético que nos tornamos entediantes, maçantes, iguais.

Quando nos damos conta de que somos singulares e que a beleza está exatamente nessa diversidade, evitamos muito sofrimento.

▶ RELAÇÃO ENTRE GANHO E GASTO CALÓRICO

Você sabia que deixar de comer é uma forma infalível para ganhar peso? Afirmo isso porque, quando o alimento se torna escasso, o corpo entende que está correndo perigo e que é preciso poupar energia para sobreviver. Assim, o metabolismo é reduzido e todo o alimento recebido é acumulado em forma de gordura, a fim de criar reservas energéticas.

A melhor forma de alcançar o peso desejado é por meio do equilíbrio. Se conseguir equilibrar consumo e gasto calóricos diários, o resultado provavelmente será o peso ideal.

A equação para obter uma alimentação adequada, capaz de manter o peso, é simples:

CALORIAS INGERIDAS — CALORIAS GASTAS = ZERO

Já para perder peso, o gasto calórico deve ser maior do que a quantidade de calorias ingeridas, resultando em saldo negativo:

CALORIAS INGERIDAS — CALORIAS GASTAS = VALOR MENOR DO QUE ZERO

Quando o ganho calórico é maior do que o gasto, as calorias excedentes são transformadas em gordura, gerando o sobrepeso. Há dois caminhos para reverter esse quadro: diminuir a ingestão calórica ou aumentar o gasto, o que pode ser feito a partir de atividades físicas que estimulem o metabolismo.

> Para uma perda de peso **SAUDÁVEL**, o ideal é **COMBINAR**, de forma consciente, a redução calórica com a prática de atividades físicas.

Ressalto que essa mudança deve ser feita de forma consciente, de preferência com acompanhamento médico, porque a redução brusca ou exagerada do consumo calórico pode levar à diminuição da taxa metabólica basal. Nesses casos, embora seja possível emagrecer rapidamente, há uma grande dificuldade de se manter no peso alcançado, já que o corpo, como vimos, por medo de passar fome, passa a acumular energia em forma de gordura. Ainda mais grave é o fato de que esse processo não leva somente à perda de gordura, mas também de músculos, que são a estrutura do nosso corpo que mais consome energia.

Emagrecer rapidamente é o desejo de muitos que estão acima do peso. Ansiedade e sobrepeso andam juntas, e é aí que está o segredo das "dietas de sucesso".

Mas será que esse emagrecimento é duradouro?

Será que essas dietas preservam a saúde?

Para responder a essas perguntas, basta observar quem está sempre fazendo dieta: na maioria dos casos são pessoas que engordaram novamente após algum tratamento radical, mas que continuam optando pelas mesmas estratégias. Elas realmente não acreditam que uma alimentação saudável, sem grandes privações, é o suficiente para começar a emagrecer com saúde.

▶ O METABOLISMO BASAL

Já falamos um pouco sobre metabolismo até aqui, e chegou a hora de entender o que é metabolismo basal e qual a sua importância. De forma geral, trata-se do total de energia necessária para manter todas as funções do organismo mesmo em repouso.

A resposta a um programa de emagrecimento depende da taxa metabólica de cada indivíduo. O planejamento desse processo deve ser feito sempre de forma a estimular o aumento dessa taxa, e jamais sua redução. Para que o tratamento seja eficaz, portanto, é preciso respeitar a fisiologia do paciente e propor estratégias que funcionem para aquele organismo.

Quanto mais alta for a taxa metabólica, mais rápido será o gasto de energia. Ao praticar atividades físicas, esse gasto é focado na queima de calorias: se queimamos mais calorias do que consumimos, temos um saldo negativo, o que significa que estamos perdendo de peso.

Para funcionar de forma adequada – e, consequentemente, conseguir gastar energia –, o corpo humano precisa de água, proteínas, vitaminas, minerais, carboidratos complexos e óleos saudáveis, que formarão o bom colesterol. Por isso, escolher quais alimentos consumir baseando-se somente em seu valor calórico não é o suficiente: é preciso considerar todas as suas propriedades para garantir que estamos nutrindo o corpo.

Entre os fatores que influenciam o metabolismo basal estão superfície corporal, idade, sexo, clima (quente ou frio), estado nutricional e taxa de hormônios.

▶ OS HORMÔNIOS DA TIREOIDE

Produzido pela hipófise, uma glândula localizada no cérebro, o TSH é o responsável por estimular a tireoide a produzir os hormônios triiodotironina (T3) e tetraiodotironina (T4).

Quando em bom funcionamento, a tireoide estimula o metabolismo celular, influenciando o crescimento e o desempenho do cérebro. Para que isso ocorra, ela depende de níveis adequados de iodo. A ausência desse micronutriente na dieta já foi um problema sério no Brasil, já que níveis insuficientes podem levar ao surgimento do bócio – condição na qual a tireoide, na tentativa de captar mais iodo do sangue, aumenta de tamanho, formando uma grande papada.

Para diminuir os casos da doença, foi criada, em 1953, uma lei que tornou obrigatória a adição de iodo ao sal de cozinha em regiões bocígenas, sendo estendida, em 1974, para todo o território nacional. A medida foi tão eficiente que prevalece até hoje, sendo raros os casos de bócio no país.

Atualmente, porém, o problema é outro: há uma grande incidência de hipotireoidismo na população, condição em que a tireoide não produz hormônios o suficiente. São várias as razões que podem causar a doença, desde o uso de anticoncepcionais até a presença de substâncias tóxicas nos alimentos. Esse cenário hostil fragiliza a tireoide, levando o organismo a produzir anticorpos que atacam essa glândula, o que dá origem ao quadro de hipotireoidismo autoimune. Os principais sintomas são ganho de peso, sono excessivo, fadiga, prisão de ventre, perda de memória, dor muscular e perda de cabelo.

O quadro reverso, conhecido como hipertireoidismo, é caracterizado pela produção excessiva de hormônios da tireoide. Os principais sintomas são perda de peso acentuada, aceleração dos batimentos cardíacos, aumento do calor corporal, insônia, irritabilidade, nervosismo, ansiedade, tremores, diarreia e variações de humor.

Podemos perceber que a tireoide desempenha um papel fundamental no metabolismo: enquanto no hipotireoidismo temos a redução deste, no hipertireoidismo temos sua aceleração. Por causa disso, é muito comum que hormônios tireoidianos estejam presentes nas fórmulas emagrecedoras. O problema é que, quando ministrados sem o devido cuidado, podem causar desde mal-estar e taquicardia à doença de Graves, correndo até o risco de óbito. O mau uso de hormônios sintéticos também faz com que a glândula tenha dificuldade de retomar sua produção natural no longo prazo. Mas isso não é levado em conta quando tudo o que importa é emagrecer a qualquer custo.

▶ O DEHIDROEPIANDROSTERONA (DHEA)

Outro hormônio envolvido no processo de emagrecimento, o DHEA é produzido principalmente pelas suprarrenais, sendo o esteroide mais abundante na corrente sanguínea.

O DHEA[16] auxilia na produção de energia, alivia os efeitos do estresse, fortalece a libido, melhora as funções cognitivas e participa da modulação imunológica e metabólica. É considerado um dos

---

[16] O hormônio DHEA, quando em forma de sulfato, torna-se mais estável para a dosagem no sangue, motivo pelo qual muitas referências utilizam a sigla SDHEA.

pró-hormônios mais importantes do organismo, já que a partir dele são sintetizados os hormônios masculinos (testosterona) e femininos (progesterona, estradiol, estriol e estrona).

▶ O CORTISOL

Produzido pelas glândulas suprarrenais a partir do colesterol, o cortisol ajuda a controlar o estresse e a manter o ciclo circadiano, responsável por adaptar o corpo ao dia e à noite.

Em situações de estresse, inicialmente o cortisol aumenta, aumentando também o nível de insulina no sangue. Essa elevação faz surgir o desejo por alimentos de alto índice glicêmico, como doces e massas. Se o estresse se torna crônico (sobrecarga de trabalho, luto, problemas no relacionamento, adoecimentos familiares, entre outros), a glândula suprarrenal entra em estado de fadiga e reduz a produção de cortisol, reduzindo também a capacidade do corpo de se adaptar ao estresse e causando, consequentemente, muitos problemas físicos e emocionais.

Há dois tipos de cortisol:

▸ o **GLICOCORTICOIDE**, que atua no metabolismo das proteínas, carboidratos e lipídeos;

▸ o **MINERALOCORTICOIDE**, que atua no transporte de eletrólitos e na distribuição de água nos tecidos;

Devido ao papel fundamental que desempenham no organismo, concentrações aumentadas ou reduzidas desses hormônios costumam causar grande impacto no metabolismo e no controle do peso.

▶ O COLESTEROL

Lembra-se de que o colesterol é o precursor tanto do DHEA quanto do cortisol? É por isso que devemos ter muito cuidado em relação a condutas agressivas que visam reduzi-lo, tratando-o como um grande inimigo da saúde. Só para se ter uma noção da sua importância, o colesterol é produzido por células de todo o corpo, principalmente pelo fígado. Logo, medicamentos para reduzi-lo podem trazer graves complicações para esse e para muitos outros órgãos.

Além dos hormônios sexuais citados no tópico anterior, o colesterol também é precursor da vitamina D. Não é por acaso que o aumento do consumo de remédios para diminuir os níveis de colesterol esteja associado ao aumento de casos de deficiência de vitamina D e de disfunções sexuais. Tais medicamentos aumentam, também, o risco de osteoporose, além de serem um causador comum de dores musculares difusas – o que pode ser identificado pelo aumento da creatinofosfoquinase (CPK) no organismo.

▶ A CREATINOFOSFOQUINASE (CPK)

A creatinofosfoquinase, mais conhecida pelas siglas CPK ou CK, é uma enzima que atua principalmente nos tecidos musculares, no cérebro e no coração. Por esse motivo, seus valores são usados para investigar possíveis danos a esses órgãos.

Quando um paciente se queixa de dor no peito, por exemplo, é possível que o médico responsável solicite exames de CPK para verificar se há indícios de AVC, de infarto ou de doenças que afetem os músculos.

A CPK é classificada em três tipos de acordo com seu local de atuação:

- ▸ **CPK 1 OU BB**, encontrada na musculatura lisa, nos pulmões e no cérebro;

- ▸ **CPK 2 OU MB**, encontrada no músculo esquelético e em grande quantidade no músculo cardíaco, motivo pelo qual pode ser utilizada como marcador de doenças do coração;

- ▸ **CPK 3 OU MM**, encontrada no tecido muscular, representa 95% das creatinofosfoquinases presentes no organismo.

Quando um paciente se queixa de dores musculares, o primeiro passo é verificar se ele faz uso de medicação para reduzir o colesterol. Isso porque esses medicamentos contêm estatina, uma proteína que inibe a coenzima Q10 presente no músculo íntegro, provocando lesões no tecido.

Se os exames acusam aumento de CPK nesses casos, é provável que a causa das dores seja a medicação. Por isso, antes de utilizar qualquer substância para reduzir o colesterol, é preciso se informar sobre os cuidados necessários em relação à dieta e à prática de atividades físicas. Só assim é possível garantir um tratamento mais seguro e sustentável.

▶ A INSULINA

Como vimos anteriormente, a principal função da insulina é transportar a glicose até as células, que, por sua vez, irão utilizá-la para gerar energia. Quando o nível de insulina no sangue se torna elevado, porém, o número de receptores celulares diminui e os tecidos alvo tornam-se menos sensíveis. Essas alterações podem provocar uma condição em que, mesmo produzindo insulina, o indivíduo continua mantendo níveis altos de glicose no sangue, pois a função de transporte não é realizada adequadamente. Para avaliar a vitalidade pancreática, então, é preciso avaliar, além da glicemia, a produção de insulina. Geralmente, a quantidade de gordura corporal é diretamente proporcional ao grau de resistência insulínica.

Devido a essas alterações que os hormônios podem sofrer em condições desfavoráveis ao organismo, é comum que o paciente observe ganho de peso a partir de uma situação de estresse agudo ou crônico. Como o estresse afeta diretamente as suprarrenais, emagrecer e manter-se magro depende muito da saúde da glândula adrenal, e não somente do pâncreas e do fígado, como se pensava.

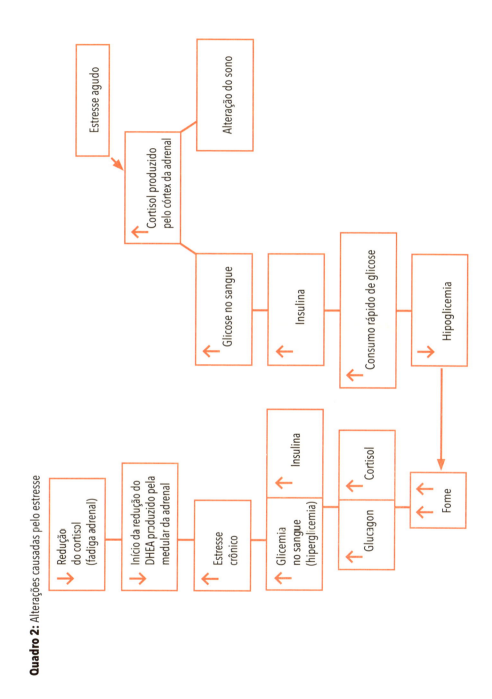

Quadro 2: Alterações causadas pelo estresse

Em situações de estresse, a parte cortical da glândula adrenal produz o hormônio cortisol, que estimula o nosso cérebro mais primitivo, ou cérebro reptiliano, nome dado à estrutura responsável por garantir a sobrevivência. Na intenção de sobreviver, o corpo busca repetir comportamentos previamente aprendidos e que são considerados seguros pelo cérebro. Comer é um desses comportamentos instintivos, o que explica porque sentimos fome em determinados contextos estressantes.

O aumento do cortisol leva a um aumento do nível de insulina, que, por sua vez, cria uma condição de consumo aumentado de glicose, levando à hipoglicemia. Por isso, em situações de estresse, o consumo de doces pode aumentar.

Vale lembrar que a produção aumentada do cortisol sobrecarrega a adrenal, reduzindo a produção de outras substâncias fundamentais para um metabolismo adequado, inclusive o DHEA, como mostrado no esquema da página 189.

▶ A RELAÇÃO ENTRE ESTRESSE E PESO

Cristina, 36 anos, costumava ter uma relação tranquila com seu peso: alimentava-se bem, praticava atividades físicas ao menos três vezes por semana e não tinha problemas no trabalho. Nos últimos três meses, porém, engordara 9 quilos.

Angustiada com essa súbita mudança, resolveu procurar ajuda profissional. Em nossa primeira consulta, perguntei sobre seus hábitos, que eram saudáveis, e se fazia uso de algum medicamento, o que ela negou.

Questionei, então, se a paciente tinha vivido algum evento estressante recentemente. Foi quando ela me contou que seu marido havia sofrido um grave acidente, passando quase dois meses internado em estado crítico.

A data da internação batia com o período em que Cristina ganhara peso.

Não é difícil compreender os motivos pelos quais isso aconteceu. Quando vivemos uma situação desafiadora, a dinâmica bioquímica do corpo pode sofrer grandes alterações, e qualquer projeto que vise a retomada do peso deve investigá-las com atenção.

Quadro 3: Alterações causadas pelo estresse crônico

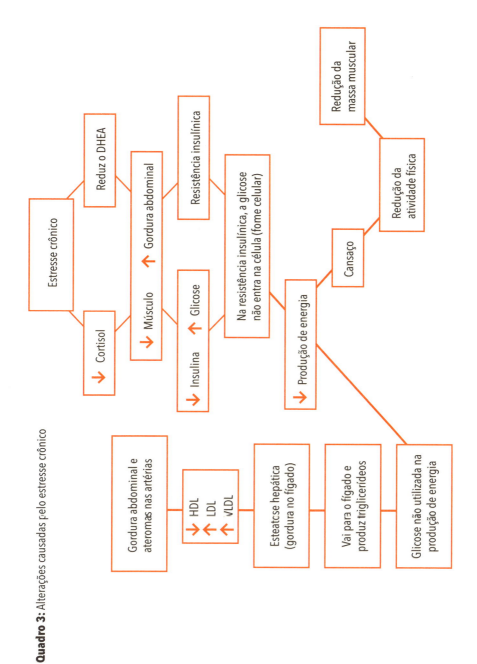

O MODISMO PASSA, VOCÊ PERMANECE: INVISTA EM PROCESSOS SUSTENTÁVEIS

Ao analisar os exames de Cristina, notei que o cortisol estava elevado.

O cortisol aumenta a produção das enzimas necessárias para as células hepáticas converterem aminoácidos em glicose. Ele também mobiliza aminoácidos a partir de tecidos fora do fígado, principalmente os músculos. Assim, além de aumentar a produção de glicose pelo fígado, ele reduz a utilização da glicose pela maior parte das células do organismo.

Tanto o aumento da produção de glicose quanto a redução do seu uso pelas células provocam uma elevação da concentração de glicose no sangue, levando à hiperglicemia. Essa condição estimula a liberação de insulina, mas não é tão efetiva na ativação da GLUT 4, enzima responsável por transportar a glicose para o interior da célula a fim de produzir energia. Em situações crônicas, os altos níveis de cortisol podem reduzir a sensibilidade de muitos tecidos à ação da insulina, especialmente o do músculo esquelético.

Quando o aumento dos níveis de glicose é muito elevado (50% ou mais do valor anterior), o paciente pode vir a desenvolver diabetes adrenal ou do tipo 2. Nesses casos, a administração de insulina não gera resultados tão satisfatórios, pois os tecidos já estão resistentes aos efeitos desse hormônio.

No caso de Cristina, o aumento dos níveis de glicose no sangue gerou um aumento da produção de insulina. Com os tecidos resistentes à absorção do hormônio, o transporte de glicose para as células foi prejudicado, levando-as a consumir músculos para obter energia.

Cristina não havia apenas ganhado peso, mas também perdido massa muscular.

De fato, uma de suas principais queixas era que, embora tivesse voltado a praticar as mesmas atividades de antes, não observava ganho de massa muscular. Sua taxa metabólica basal (ou seja, seu consumo de energia) havia diminuído, e mesmo que a qualidade de sua dieta não tivesse sofrido alterações, ela agora precisava comer em menor quantidade do que antes. Mas Cristina não havia diminuído o consumo de alimento – na verdade, aumentou um pouco o consumo de carboidratos naquele período, pois precisou se alimentar fora de casa e faltar alguns dias na academia –, e o resultado foi um acúmulo súbito de gordura.

Vale ressaltar ainda que a qualidade do sono da paciente também fora prejudicada, afetando diretamente seu desempenho na academia. Exausta e sem energia, estava formado o quadro crônico de estresse.

Casos como o de Cristina explicam bem por que, antes de elaborar uma estratégia de emagrecimento, precisamos ampliar o olhar sobre o contexto de cada paciente para entender os motivos que o levaram a desenvolver sobrepeso.

Imagine se, além de todos os problemas com os quais estava lidando, Cristina ainda fosse submetida a um processo de dieta estressante, com restrição exagerada ou somente à base de proteínas. Com certeza não daria certo, concorda?

Essa é uma situação em que o corpo precisa de cuidados, de "mimos".

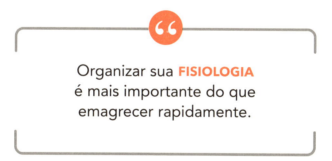

> Organizar sua **FISIOLOGIA** é mais importante do que emagrecer rapidamente.

▶ REMÉDIOS PARA EMAGRECER

Já falamos sobre o perigo das "fórmulas mágicas" para emagrecer, muitas vezes consumidas sem critério e vendidas sob muitas promessas sedutoras de sucesso. Agora, falaremos um pouco mais sobre as substâncias que as compõem.

Antes de mais nada, é preciso esclarecer que não se deve consumir produtos que não tenham aprovação da ANVISA e que não especificam seus componentes, assim como as quantidades destes. Existe um mercado clandestino de produtos para emagrecer e aumentar os músculos que, acreditem, é o responsável pelo adoecimento e até o óbito de muitos pacientes. Lamentavelmente, essas tragédias também acontecem com pessoas jovens, que eram previamente saudáveis.

A divulgação desses produtos é comum entre frequentadores de academias. Motivados por pessoas que fazem uso de anabolizantes ou remédios emagrecedores e buscando os mesmos resultados, muitos começam a usar produtos que não são seguros e desenvolvem graves problemas de saúde.

Isso acontece porque existem "venenos" químicos embutidos em fórmulas aparentemente inocentes. As ervas naturais que muitos produtos alegam ser milagrosas, por exemplo, têm apenas a função de minimizar os efeitos colaterais da droga principal, esta, sim, maléfica à saúde. Essas substâncias agem no sistema nervoso central, causando danos e dependência química. Entre os principais exemplos, estão:

- **PRINCIPAIS REMÉDIOS PARA EMAGRECER:** Orlistat, Sexanta, Fluoxetina, Bupropiona, Sibutramina, hormônios tireoidianos.

- **SINTOMAS MAIS COMUNS:** enjoo, diarreia, desidratação, azia, indigestão, atraso no esvaziamento do estômago, alteração do paladar, gastrite, eructação, boca seca, dor abdominal, fraqueza, alterações no sono.

- **SINTOMAS MAIS GRAVES:** ansiedade, depressão, desmaios, taquicardia, hipoglicemia, aumento da pressão arterial.

► PLANEJANDO SUA DIETA

O objetivo de uma boa dieta deve ser, acima de tudo, proporcionar uma vida longa e saudável, garantindo ao corpo todos os nutrientes necessários para o seu desempenho.

Para que o emagrecimento seja sustentável, é preciso que o paciente se sinta bem com o que está fazendo, que perceba todas as melhorias que o tratamento escolhido proporciona à sua saúde. Livre-se da ideia de que, se algo lhe causa mal-estar, é "porque está funcionando". Qualquer mudança no seu estilo de vida deve ser feita com carinho e cuidado, e se o tratamento escolhido estiver causando algum dos sintomas mencionados anteriormente, é preciso rever a abordagem, pois algo não está certo.

Em casos de gravidez, convalescença ou período de crescimento, esses cuidados devem ser redobrados, pois o organismo precisará de calorias e nutrientes adicionais. Como vimos, as proteínas servem, inicialmente, para proporcionar o crescimento e a reparação dos tecidos. Assim, dietas com restrição excessiva de carboidratos e gorduras, utilizados para produzir energia, fazem com que o organismo passe a utilizar proteínas para alimentar as células, desviando essa importante molécula do crescimento de sua função primária.

Um famoso exemplo de privação de carboidratos são as dietas *low carb*. Quem opta por essa abordagem costuma argumentar que não se obtém energia a partir de carboidratos, e privar o corpo desse nutriente fará com que ela seja obtida a partir de ácidos graxos e gorduras – o que, consequentemente, levará à perda de peso.

Esse seria o cenário ideal, mas a realidade não é bem assim.

Dietas com restrição de carboidratos são estressantes para o corpo, e como vimos, o estresse leva ao aumento de cortisol. É possível que o corpo consuma ácidos graxos das células adiposas? Sim, mas esse processo só acontece após utilizar o glicogênio presente nos músculos, trazendo riscos à saúde, como no caso de Cristina.

O aumento dos níveis de cortisol também contribui diretamente para a oxidação dos ácidos graxos. Acredita-se que isso ocorra devido ao menor transporte de glicose para as células adiposas, o que também acontece em casos de jejum prolongado.

Apesar dessa moderada mobilização de ácidos graxos do tecido adiposo, o excesso de cortisol favorece, ainda, o desenvolvimento de um tipo muito peculiar de obesidade, caracterizado pela deposição excessiva de gordura no tórax e na cabeça. Como o cortisol estimula o corpo a consumir mais alimentos, a gordura gerada não consegue ser mobilizada e acaba depositando-se nessas regiões.

Embora todas as dietas busquem o emagrecimento, a maioria delas está longe de ser saudável. No caso da *low carb*, o excesso de oxidação pode causar sobrecarga renal e envelhecimento precoce. O alto consumo de proteínas também leva à perda de músculos, colágeno das articulações e volume dos cabelos, pois o corpo, entendendo que está desnutrido, passa a usar esses elementos para produzir energia em vez de reparar os tecidos.

Quando falamos em proteínas, não podemos deixar de citar os aminoácidos, principalmente os essenciais. Chamamos de aminoácidos essenciais todos aqueles que o corpo não produz, ou seja, que precisam ser retirados dos alimentos. São eles: fenilalanina, histidina, isoleucina, leucina, lisina, metionina, treonina, triptofano e valina. Entre as principais fontes desses compostos estão o feijão, a soja, o amendoim, a batata, os cereais, as raízes, o ovo, o leite e seus derivados, os frutos do mar e as carnes em geral.

A importância de uma dieta variada está no fato de que alimentos proteicos que possuem determinada cadeia de aminoácidos podem se associar a outros que possuem uma cadeia diferente, fornecendo, juntos, uma cadeia completa. Dizemos que o arroz e o feijão formam um par perfeito porque, quando combinados, um completa o outro, fornecendo diversos nutrientes para o organismo, incluindo nitrogênio, enxofre e fósforo.

Os minerais, embora constituam apenas uma pequena fração do peso corporal, têm grande importância no funcionamento do corpo, podendo ser obtidos a partir de frutas, vegetais e cereais.

Na visão da medicina tradicional chinesa, estamos todos conectados aos elementos da natureza, cujas referências podem ser utilizadas para nossa proteção, como mostra a tabela abaixo:

	BAÇO/PÂNCREAS	CORAÇÃO	PULMÕES	RINS	FÍGADO
Elemento:	Terra	Fogo	Metal	Água	Madeira
Sabor:	Doce	Amargo	Picante	Salgado	Ácido
Cor:	Amarelo	Vermelho	Branco	Preto	Verde
Sentimento:	Preocupação	Ansiedade	Tristeza	Medo	Raiva

À medida que envelhecemos, o metabolismo basal é reduzido e o corpo passa a precisar de menos quantidade e mais qualidade na alimentação, assim como de mais atividades mental e física. Há um provérbio chinês que diz: "Para envelhecer bem é preciso comer a metade, exercitar o dobro e rir o triplo. O bom humor reduz o estresse".

Ao final deste capítulo você encontrará as principais recomendações da Organização Mundial de Saúde (OMS) para uma alimentação equilibrada. Os dados não têm foco no emagrecimento, mas oferecem uma boa noção do que é preciso comer em maior ou menor quantidade. Para quem deseja emagrecer, o ideal é reduzir o consumo de alimentos listados no topo da pirâmide, além de alguns carboidratos simples listados na base, como pães e massas.

A cobrança para cumprir com padrões estéticos cada vez mais rigorosos e inalcançáveis é uma realidade antiga em nossa sociedade. Tal exigência é imposta principalmente às mulheres – basta pensar na função dos espartilhos, criados no século XVI para reduzir a silhueta, e nas cintas modeladoras, sua versão contemporânea.

Ao longo da história, o culto à estética sempre foi uma prática expressiva em nossa sociedade: gostamos do que é belo e aspiramos à beleza.

Mas você saberia definir o que de fato é o "belo"?

De tempos em tempos, os padrões daquilo que admiramos mudam, sejam em relação à arte, à moda ou ao físico.

Mais uma vez, as mulheres são particularmente afetadas por essas flutuações: com a crescente exposição e valorização de ideais de beleza na mídia, incluindo as redes sociais, é difícil não se comparar a todo momento com corpos vendidos como "perfeitos", o que facilmente se traduz em culpa e frustração quando nos vemos fora desse lugar idealizado.

Só quem já teve suas aptidões e intenções questionadas pela aparência e seu acesso dificultado a determinados espaços sabe o quão violentos podem ser os julgamentos da nossa sociedade.

Felizmente, o acesso à informação também tem possibilitado novas abordagens em relação à forma como encaramos o mundo. Vemos surgir, hoje, iniciativas que não apenas incluem corpos diversos em diferentes contextos, mas que também defendem a valorização e pluralidade de suas trajetórias. É o caso do Movimento Corpo Livre,[17] que prioriza o bem-estar pessoal frente às pressões sociais para nos encaixar em padrões estéticos.

Ao compreender que a beleza reside nas diferenças, podemos encontrá-la onde quer que olhemos, livrando nossa percepção de imposições midiáticas e mercadológicas.

Em meu consultório, não há balança. Não avalio meus pacientes pela aparência; ao contrário, busco conhecer sua história, seu contexto e seu histórico familiar para, junto aos marcadores clínicos, propor uma análise detalhada de seu quadro de saúde.

Essa prática não deveria ser um diferencial, mas um padrão dentro da abordagem médica. São muitos os fatores causadores de adoecimentos, e colocar o peso como o principal indicador de saúde é reforçar preconceitos que apenas nos afastam da verdadeira raiz dos problemas.

Tratar o sobrepeso de forma isolada pode ser mais perigoso do que continuar acima do peso. Infelizmente, a forma como nossa sociedade discrimina os corpos induz muitos a fazerem isso.

Ao longo da minha trajetória profissional, já me deparei com diversos tipos de corpos. Me recordo de uma paciente que me procurou por estar preocupada com a saúde; não estava desconfortável com sua aparência nem reclamava de dores ou outros sintomas, mas,

---

[17] Para saber mais, ver: https://bit.ly/3qooS8j. Acesso em: 16 dez. 2021.

por pressão da família, acreditava que poderia estar doente apenas por estar acima do peso.

Quando analisei seus exames, estavam ótimos. A paciente, de origem rural, fazia muita atividade física e consumia apenas alimentos naturais, colhidos em sua própria fazenda, e não apresentava marcadores inflamatórios ou outras alterações.

Esse caso nos mostra que, embora o corpo humano não goste de excessos, estamos muito mais propensos a adoecer quando consumimos alimentos industrializados, pobres em nutrientes e ricos em conservantes, que em nada agregam à construção e renovação dos elementos do corpo.

Não fazia sentido dizer a essa paciente para emagrecer, pois seu organismo estava bem nutrido e saudável. O que estava sendo cobrado por seus familiares era que ela se encaixasse nos padrões estéticos da sociedade, comportamento que só reforça a discriminação sofrida por pessoas acima do peso.

Em outra ocasião, recebi uma paciente que, antes mesmo de entrar no consultório, me disse logo: "Doutora, se você falar do meu peso, não vou nem passar por essa porta. Desde que engordei, não posso nem ter bicho-de-pé que a culpa é do sobrepeso".

Esse comentário reflete o quanto a medicina pode ferir indivíduos pelos seus corpos e o quanto os profissionais estão despreparados para acolher diferentes vivências.

Um relato que me marcou muito foi o de uma mãe preocupada com a saúde de sua filha. Sempre enfrentou muitos desafios devido ao sobrepeso, e hoje, aos 45 anos, sofre de diabetes, hipertensão, hérnia de disco lombar e, principalmente, de um quadro avançado de gonartrose (artrose dos joelhos). A filha, de apenas 13 anos, também está acima do peso, e recentemente passou a acompanhar páginas e influenciadores digitais que exaltam a beleza e o potencial de diferentes tipos de corpos. Apesar de entender a importância de se combater o preconceito, a paciente se preocupa com o fato de que muitos desses conteúdos ocultam, perigosamente, os riscos à saúde provenientes dos altos níveis de obesidade.

A situação se torna ainda mais grave ao considerarmos a influência que um discurso polarizado pode exercer sobre crianças e adolescentes, cujos cérebros, ainda em desenvolvimento, não têm maturidade para entender a dimensão das consequências de suas escolhas. Por isso, é preciso ter sabedoria e equilíbrio ao propagar determinados discursos, cuidando para que todos os lados de uma história sejam ouvidos. Lamentavelmente, pessoas com sobrepeso estão mais propensas a desenvolver doenças crônicas degenerativas, e quanto mais cedo se tornam obesas, maior é esse risco. O maior desejo dessa mãe é que sua filha não sofra o mesmo que ela.

A lição que podemos tirar desses diferentes relatos é que o peso saudável é diferente do "peso ideal" difundido pela mídia. Assim como outros aspectos físicos, esse ideal irá variar de pessoa para pessoa.

O peso saudável é aquele que reflete seu equilíbrio emocional e físico. O que importa, no fim das contas, é o que está dentro de você.

▶ HISTÓRIA DO CAPÍTULO

Antônio tem 48 anos e é corretor de imóveis. Quando se casou, era um esposo dedicado, mas com o passar dos anos o consumo excessivo de bebidas alcoólicas foi afastando-o da família. Após muitos conflitos no relacionamento, a separação acabou sendo inevitável.

O divórcio o deixou muito abalado. Embora soubesse os motivos que haviam levado a esposa a tomar aquela decisão, tentou reatar o relacionamento diversas vezes, mas não foi possível. Àquela altura, Antônio já estava sedentário, ansioso, estressado e muito acima do peso. Morando sozinho de forma improvisada, aumentou ainda mais o consumo de álcool, o que também contribuiu para o aumento de peso.

Antônio passou cinco anos sozinho até conhecer Suzana em um encontro de corretores. Muito atenciosa e paciente, ela o apoiou a parar de beber, mudar maus hábitos alimentares, fazer caminhadas diárias e investir em emagrecer. Foi nesse momento que ele chegou ao meu consultório: havia sido indicado por um paciente que, após perder peso durante o tratamento de dores cervicais, melhorou muito sua qualidade de vida.

Antônio queria ajuda profissional para eliminar de vez o álcool de sua vida e alcançar o peso desejado. Estava empolgado com seu novo momento e indo muito bem em sua jornada de emagrecimento, até ser surpreendido por uma notícia: Suzana havia decidido terminar o relacionamento.

Naquela semana, ele chegou ao consultório querendo desistir do tratamento. Triste, bravo, decepcionado consigo mesmo, despejava as palavras durante a consulta.

– Doutora, desde que tudo aconteceu, não estou conseguindo me organizar para manter uma constância. Tenho a sensação de que a minha mente fica cada vez mais cheia, porque planejo as etapas, mas não consigo cumpri-las – desabafou. – Tenho condição de comprar os produtos, há um supermercado ao lado da minha casa, sei preparar os alimentos e tenho tempo para fazer isso no fim de semana. Mas, quando penso em colocar tudo em prática, simplesmente fico paralisado.

Então, reconhecendo sua autossabotagem, completou:

– Acho que estou com medo de fracassar e por isso não me dou nem a oportunidade de tentar. Tenho consciência disso. Mas, se eu não tentar, já serei o próprio fracasso.

Nem sei descrever o quanto desejei acolher aquele homem à minha frente. E foi o que fiz, dando-lhe um afetuoso abraço.

Todos nascemos para correr atrás dos nossos sonhos, e somos capazes de tentar alcançá-los quantas vezes forem necessárias. Nascemos para ser protagonistas da nossa história. Ninguém pode nos tirar isso.

Recomendei ao paciente que tomasse sol, que caminhasse na terra, que saísse para correr, que tomasse banho de rio, praia ou cachoeira, que comesse mais vegetais, especialmente tubérculos, que se conectasse consigo mesmo. Seu corpo certamente iria agradecer, ajudando-o a fixar a ideia de autocuidado e amor-próprio. Desse modo, ele conquistaria a autoconfiança necessária para desenvolver relações saudáveis, deixando de depositar todas as suas esperanças de felicidade em seus relacionamentos afetivos.

Ele topou o desafio, e hoje, sua prioridade é amar a si mesmo.

ATITUDE 11

Neste capítulo que tratamos de modismos, é apropriado abordar um tema inquestionável em medicina: comer pouco faz muito bem.

Nosso corpo não gosta de excessos. Por isso, quem come e bebe menos tende a viver mais e com mais saúde.

Quando falo em bebidas, me refiro a preparos artificiais como sucos, refrigerantes e, principalmente, bebidas alcoólicas.

A relação com o álcool é muito delicada, e é comum que as pessoas não percebam que estão se excedendo.

Reflita sobre sua relação com a bebida conscientizando-se dos seguintes aspectos:

▸ Você considera que precisa de bebidas alcoólicas para descontrair?

▸ Quantas vezes por semana você consome álcool? Qual a quantidade?

▸ Tem o hábito de beber quando está sozinho?

Embora a sociedade autorize e, em muitos casos, até incentive o consumo de álcool, trata-se de uma substância muito deletéria para a saúde. Segundo estudo publicado pela revista *The Lancet*,[18] não existem níveis seguros para consumo de

---

[18] Para saber mais, ver: https://bbc.in/3288kHA. Acesso em: 16 dez. 2021.

bebidas alcoólicas, e mesmo o consumo considerado moderado pode aumentar os riscos de doenças como câncer, lesões degenerativas e doenças infecciosas.

Para reduzir o álcool da sua dieta, aplique a regra de 1/5. Ou seja: se você bebe cinco vezes por semana, experimente reduzir para quatro durante o primeiro mês, depois para três, e assim sucessivamente.

Considere, também, o que pode ajudar você a efetivar essas mudanças, como familiares, parceiros, amigos, profissionais de saúde que o acompanham, entre outros. Nesse momento, toda rede de apoio é muito bem-vinda.

Caso decida beber, intercale o consumo de álcool e água. Isso ajudará a reduzir a desidratação, já que o álcool inibe o hormônio antidiurético, aumentando o volume urinário. A importância dessa medida está no fato de que a desidratação afeta o cérebro, contribuindo para a dor de cabeça, muito comum nos quadro de ressaca.

Vale lembrar que quanto menos você consumir bebidas alcoólicas, melhor. Se sua meta for álcool zero, seu corpo agradecerá imensamente.

Quadro 4: Pirâmide alimentar da OMS

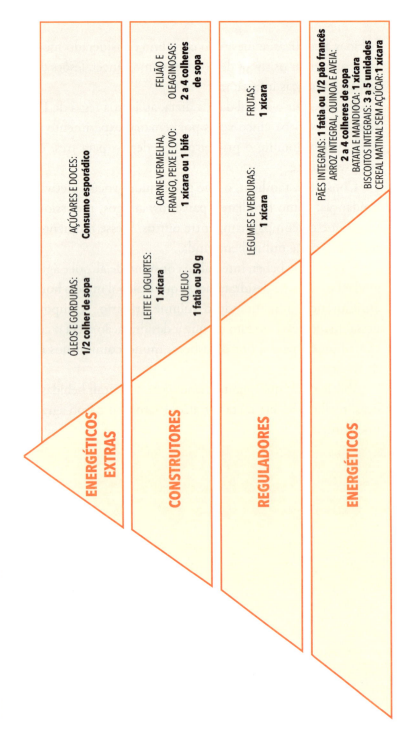

CAPÍTULO 12

Celebre sua nova versão

Sempre há uma chance para alcançar a saúde de forma sustentável. O que me motivou a exercer a medicina da maneira como o faço foi compreender o quão grandiosa é a capacidade de regeneração do corpo quando lhe damos o cuidado e a orientação adequados.

Em minha vida, encontrei muitas pessoas que se viam perdidas, atordoadas, que não faziam ideia de como começar a recuperar sua saúde.

A muitas delas foram fornecidas soluções radicais e imediatas, como um helicóptero que chega para resgatar um náufrago em uma ilha deserta.

Mas, por mais que essas soluções supostamente milagrosas soassem como uma luz, ao embarcar no helicóptero essas pessoas descobriam que estavam sendo levadas a um labirinto no qual todas as saídas eram, no mínimo, bastante problemáticas.

É o caso da cirurgia bariátrica, que além de invasiva e dolorosa, pode desencadear diversos males, desde graves anemias até polineuropatias.

O principal motivo para que as pessoas aceitem tais soluções extremas é o fato de o sobrepeso ser extremamente estigmatizado pela sociedade. Na ânsia para emagrecer, decisões são tomadas mesmo sem uma análise criteriosa dos riscos, que muitas vezes sequer são apresentados.

Tais decisões comumente são estimuladas por profissionais da saúde que, diante de argumentos inquestionáveis – exames muito alterados, quadros de diabetes e hipertensão, alterações circulatórias ou outros problemas degenerativos –, levam o paciente a acreditar que não existem maneiras sustentáveis de se alcançar a saúde.

Realmente, trata-se de uma situação desafiadora para todos, incluindo o profissional responsável. Médicos, nutricionistas, psicólogos, fisioterapeutas, todos ficam felizes quando os resultados surgem rapidamente, acreditando, ainda que momentaneamente, que o paciente ficará bem.

Apesar das boas intenções, muitos procedimentos não permitem prever todas as complicações e efeitos colaterais que podem surgir, visto que os resultados também dependem intimamente da condição clínica do paciente.

Uma questão constantemente ignorada é a desnutrição celular prévia de pacientes com sobrepeso. Por mais contraditório que possa parecer, pouquíssimas pessoas engordam por ingerir alimentos nutritivos; em geral, esse papel "engordativo" cabe aos alimentos biocidas, que destroem nutrientes do corpo.

Enquanto escrevia este livro, estive muito atenta às pessoas que manifestavam o desejo de emagrecer. Foi preciso examiná-las com cuidado, investigar seus medos e anseios, para realmente compreender por que essa meta parece ser tão desafiadora. Tudo o que consta aqui foi escrito a partir das minhas observações sobre o que a sociedade oferece como soluções emagrecedoras, como essas soluções são recebidas pela população, qual é o seu impacto na vida das pessoas, o que é sustentável, o que não é e, principalmente, o que pode causar problemas mais graves até mesmo do que a própria obesidade.

Minha conclusão é o que destrinchei em detalhes ao longo destas páginas: cada estratégia deve ser individual, e soluções genéricas interessam mais ao sistema capitalista do que ao indivíduo. Embora as estratégias de venda sejam muito bem-articuladas para nos fazerem acreditar que é preciso buscar soluções externas – comprar produtos "milagrosos", tomar remédios para acelerar o metabolismo, seguir cegamente conselhos de celebridades cuja realidade não se assemelha à nossa –, é dentro de nós que está a verdadeira resposta.

O processo de emagrecimento não envolve investimentos altos, mas mudanças de hábitos. Essa compreensão é a única fórmula que você precisa para viver com saúde.

Para ilustrar uma situação da qual me orgulho muito, quero mostrar, na prática, que é possível reverter mesmo quadros nos quais o organismo se encontra muito debilitado, construindo a saúde de forma verdadeira e duradoura a partir de condutas seguras, que não trarão danos irreversíveis. Tais processos, quando bem conduzidos, também não demoram para apresentar resultados sólidos e permanentes.

A base fundamental para um tratamento saudável começa por um diagnóstico preciso da pessoa com sobrepeso. Jamais devemos replicar técnicas pré-estabelecidas apenas porque o problema tratado é o mesmo. Já sabemos que, em relação à saúde, um mesmo problema pode ter várias causas, que devem ser tratadas de maneiras distintas, assim como se originaram de fontes distintas.

Existe um grande estímulo social para o consumo de remédios e produtos emagrecedores, a prática de cirurgias e outras alternativas para perder peso, mas pouco se investe em conhecer o paciente, em entender os motivos que o levaram ao sobrepeso.

Não há como emagrecer sem se conhecer: o peso ideal deve ser buscado como uma referência de saúde, e não apenas estética.

Sua construção é pessoal e deve agradar somente a você. Afinal, ninguém é mais importante na nossa história do que nós mesmos.

▶ HISTÓRIA DO CAPÍTULO

Para ilustrar tudo o que vimos até agora, vou contar a você a história de Matheus, um paciente muito especial que superou enormes desafios em sua jornada de construção da saúde.

Matheus pesava cerca de 138 quilos quando chegou ao meu consultório. Antes, quando estava mais ativo e praticava boxe, seu peso costumava variar entre 100 e 110 quilos. No entanto, após fraturar o braço em uma luta, acabou adotando um estilo de vida mais sedentário.

Alimentação saudável nunca havia sido uma realidade para ele, e emagrecer era bastante desafiador.

Matheus sentia que nada dava certo em sua vida. Já havia tomado remédios para emagrecer e tentado dietas rigorosas acreditando que, se perdesse peso rapidamente, sentiria-se motivado a buscar um estilo de vida mais saudável. Mas o que aconteceu foi o contrário: os remédios o faziam mal, e sentia-se tão deprimido por comer tão pouco, e só alimentos dos quais não gostava, que acabou desistindo todas as vezes. Desacreditado, passou a desafiar os médicos que o alertavam sobre os riscos que corria pelo seu estilo de vida. Era como se ele quisesse provar para o mundo que seu caso não tinha solução.

Sua sorte foi ter iniciado o processo de terapia: ao contar com uma rede de apoio, ele não só reconheceu que precisava agir ativamente para promover mudanças em sua vida como foi encorajado a seguir em frente sem desistir. Após se recuperar do braço, o paciente correu atrás do prejuízo: começou a fazer caminhada, e em pouco tempo perdeu 6 quilos. Motivado pelo resultado e pelos profissionais que o acompanhavam, matriculou-se numa academia e, ao longo de alguns meses, perdeu 19 quilos.

Matheus seguiu com a ginástica e foi encaminhado a uma nutricionista, que elaborou uma dieta pouco restritiva para que ele conseguisse aderir. Mais alguns meses depois, as mudanças em seu humor já eram tão visíveis que a psiquiatra diminuiu a dose dos antidepressivos.

O cuidado da nutricionista foi muito importante para que o tratamento funcionasse. Matheus não sabia na época, mas se tivesse continuado com os remédios para emagrecer e as dietas restritivas, teria muitos problemas a longo prazo: ao diminuir bruscamente a quantidade de alimentos ingerida, passaria a perder músculos e sua taxa basal reduziria, o que não seria nada vantajoso para sua saúde.

Quando encontrou a abordagem correta, porém, Matheus passou a avançar muito bem no tratamento, mas ainda era um paciente vulnerável e tinha dificuldade para manter a constância da prática de exercícios. Ele chegou até mim por indicação da nutricionista, e seus exames apresentavam diversos marcadores inflamatórios, o que aumentava os riscos de problemas cardiovasculares como trombose, embolia, infarto e AVC, além de acusarem esteatose hepática e alterações do aparelho digestivo.

O quadro geral do paciente havia alterado a metabolização glicêmica e causado déficit de componentes importantes para o funcionamento do corpo. Então, iniciamos o tratamento a partir de alimentos com propriedades anticoagulantes (algas, alho, cebola, canela, cúrcuma) para melhorar a circulação, suplementação nutricional venosa para otimizar o funcionamento do fígado, e produtos antioxidantes para limpar os vasos sanguíneos e melhorar o desempenho dos órgãos. Não utilizamos nada que alterasse sua fisiologia, apenas produtos capazes de potencializar o funcionamento do próprio corpo. Também o estimulei a criar uma rotina de exercícios, dando todo o suporte terapêutico para que não desistisse.

O primeiro impacto positivo do tratamento na vida de Matheus foi o ganho de energia, que o estimulou a seguir firme na prática de atividades físicas e, consequentemente, a dar continuidade nos cuidados com a saúde. Seu comprometimento foi tão importante que, dois meses após iniciarmos o acompanhamento, ele foi diagnosticado com covid-19, mas felizmente seu quadro clínico já estava bem melhor e ele superou com êxito esse grande desafio.

Para se ter uma ideia da evolução do paciente, basta comparar os resultados dos exames antes e depois da mudança de hábitos.

	ANTES DO TRATAMENTO	APÓS 12 SEMANAS DE TRATAMENTO
Gama GT	258	44
Testosterona total	273	521

	ANTES DO TRATAMENTO	APÓS 12 SEMANAS DE TRATAMENTO
TGO	583	50
TGP	375	48
Proteína C reativa (PCR)	10	2,5
Ácido úrico	8,9	7,2
Colesterol total	296	216
Triglicerídeos	580	153
Glicemia	296	101
Hemoglobina glicada	11	5,7
Insulina	8,9	17,9[19]

Em nossas conversas, Matheus sempre ressalta que a abordagem não agressiva o salvou, livrando-o da ansiedade de checar a balança diariamente e da tentação de voltar aos velhos hábitos. Rindo, diz que se sente como um caracol: está sempre trocando de "casa" e pretende continuar mudando até chegar onde deseja, mas sempre se identificando e se adaptando à sua casa nova.

Tenho especial carinho pela história de Matheus porque seu empenho revela algo que sempre reforço com meus pacientes: bons hábitos podem auxiliar efetivamente na melhoria de sintomas de ansiedade, depressão, TDAH e outras condições neurológicas. Mesmo que em algum momento seja necessário usar medicação

---

[19] Ao avaliar os níveis de insulina antes e depois do tratamento, notamos que foi o único a subir, o contrário do que costuma ocorrer em casos de emagrecimento. Isso se deve ao fato de que antes, com o pâncreas extremamente frágil, já parando de funcionar, a produção do hormônio estava prejudicada, mas, após a mudança de hábitos, o órgão começou a retomar suas funções.

para controlar uma crise ou um estágio delicado, nenhum tratamento deve ser exclusivamente medicamentoso, e sim combinado a outras medidas que busquem desinflamar o paciente. Afinal, quadros de inflamação crônica também podem afetar o funcionamento do cérebro, tornando o paciente vulnerável e reduzindo sua capacidade de enfrentamento, fatores que muitas vezes levam ao diagnóstico de depressão, ansiedade, bipolaridade e outros transtornos.

Ao longo do tratamento, o paciente me confessou que o passo mais difícil foi reconhecer que seus hábitos o adoeciam. Agora, percebo que ele sente orgulho de si mesmo por ter saído de sua zona de conforto e colocado a saúde como prioridade em sua vida, superando, todos os dias, a vontade de desistir.

A melhor notícia eu guardei para o final: em nossa última consulta, Matheus me contou que seu neurologista e sua psiquiatra suspenderam, respectivamente, a medicação para o TDAH e para a depressão. 44 quilos mais magro, hoje ele parece outra pessoa. E não estou falando apenas da aparência, mas da felicidade e segurança que vejo irradiarem dele.

Parto da premissa de que a mais nobre função do profissional da saúde não é aproveitar-se da vulnerabilidade do paciente para exercer seu poder, e sim fazer esse paciente entender suas próprias potencialidades para tornar-se livre e não viver refém de remédios, cirurgias e falsas soluções milagrosas.

Matheus enfrentou seus medos e venceu. E você também pode fazer o mesmo.

ATITUDE 12

Estamos chegando ao fim deste livro, mas, para você, espero que seja o início de um importante recomeço.

Muito mais do que fórmulas ou receitas prontas, compartilho com você o que acredito que proporcionará as verdadeiras mudanças em sua vida: o desejo de viver melhor e com mais saúde, a importância do autoconhecimento na sua jornada pessoal e a autonomia que passamos a experimentar quando fazemos escolhas conscientes.

Para se tornar mais leve, o processo também deve ser leve. Ao se permitir viver essa transformação não apenas de corpo, mas também de alma, você será capaz de fazer escolhas inteligentes sobre alimentação e saúde para reescrever a sua história. Dessas escolhas virão os resultados efetivos: saúde e peso ideais alcançados sem sacrifícios ou restrições radicais, pois não é necessário sofrer nessa jornada. Atitudes drásticas só geram angústia e ansiedade, que facilmente se transformam em compulsões que em nada agregam à nossa saúde.

Elimine a culpa da sua vida. Saúde combina com felicidade, e alimentação, com prazer.

Com foco e constância, você estará sempre no comando da sua vida e da sua saúde.

Os conhecimentos disponibilizados neste livro são ferramentas para construir uma vida saudável. Com base em tudo o que vimos até agora, você já possui alguns dos principais instrumentos para elaborar sua própria dieta.

Mais do que apenas reduzir os excessos, você já sabe quais tipos de alimentos devem ser evitados ao máximo, assim como quais devem ser priorizados.

Já sabe, também, que dedicar um momento tranquilo para realizar as refeições e mastigar adequadamente é fundamental para que o processo de digestão seja saudável desde o início, garantindo a sensação de saciedade e otimizando o metabolismo.

Seu prato deve ser diverso em cores, texturas e nutrientes, mas não gostar de determinado alimento não significa o fim da linha: existem opções nutritivas e naturais para todos os paladares, e, ao se abrir para novos sabores, você certamente encontrará aqueles que mais lhe agradam.

Reconheça seus limites e seja generoso consigo. Uma dieta adequada é aquela que funciona para você, ou seja, que é coerente com a sua realidade. Então, nada de estabelecer metas impossíveis, combinado?

Tenha em mente que a pressa não é inimiga apenas da perfeição, mas também da constância. Para combater a ansiedade, o segredo é focar no agora: se na primeira semana você conseguir se alimentar melhor do que na anterior, provavelmente conseguirá se alimentar melhor na semana seguinte, e assim por diante.

Se tiver recaídas, não se desespere; elas também fazem parte do processo. Aproveite esse momento para analisar se você está indo rápido demais ou sendo muito rigoroso em alguma mudança. Se for o caso, defina novas estratégias e retome a caminhada, respeitando seu corpo e equilibrando seus desejos com hábitos saudáveis.

Seu corpo prezará por esse equilíbrio, e o resultado refletirá diretamente na sua saúde.

Aproveite o espaço abaixo para registrar as mudanças em sua rotina e as conquistas alcançadas ao longo da sua trajetória. Estarei aqui torcendo pelo seu sucesso e orgulhosa por estarmos dando esse primeiro passo juntos.

INFORMAÇÕES COMPLEMENTARES

▶ **TIPOS DE ALIMENTOS E SEUS IMPACTOS NO ORGANISMO**

Alimentos alcalinizantes e acidificantes

Os alimentos alcalinizantes são aqueles que, após serem digeridos, produzem resíduos alcalinos que equilibram ou reduzem a acidez metabólica (produzida no corpo e eliminada através da urina). Eles ajudam a prevenir inflamações e protegem o organismo contra o estresse oxidativo (responsável pelo envelhecimento e morte das células), promovendo a longevidade e ajudando a evitar doenças como diabetes, cálculo renal e até mesmo câncer.

Os alimentos acidificante, por outro lado, aumentam a eliminação de resíduos ácidos na urina, contribuindo para o estresse oxidativo e o aumento da pressão arterial.

Entre os principais de cada grupo, destacam-se:

ALIMENTOS ALCALINIZANTES	ALIMENTOS ACIDIFICANTES
Abóbora, amêndoa, azeitona, batata, beterraba, castanha-do-pará, cebola, cenoura, cereja, coco, couve-flor, dente-de-leão, ervilha, espinafre, figo, leite integral, lima, limão, melancia, melão, mostarda, passas, pêssego, repolho, soja, tomate.	Arroz branco, bacon, biscoitos industrializados, caranguejo, cordeiro, espaguete, fígado, frango, gema de ovo, lagosta, milho, ostra, pão, pato, peixe-espada, porco, presunto, queijo, salmão, vitela.

Principais alimentos inflamatórios

- **ALIMENTOS ADOÇADOS:** balas, sorvetes, caldas, refrigerantes, biscoitos e bolos industrializados (possuem muitos conservantes, açúcar e farinha de trigo refinada, alto índice e carga glicêmicos) e produtos que contêm açúcar invertido (substância utilizada para melhorar o sabor e conservar os alimentos).

- **SALGADINHOS E FRITURAS:** além do alto valor calórico, aumentam o colesterol ruim e abaixam os níveis de triptofano (aminoácido responsável pela sensação de bem-estar).

- **BEBIDAS ALCOÓLICAS:** são ricas em calorias vazias, ou seja, possuem alto valor calórico e nenhum nutriente.

- **CARNES PROCESSADAS E EMBUTIDOS:** salsicha, salame, presunto, bacon e linguiça, entre outros processados, são ricos em sódio e aumentam a fração ruim do colesterol LDL.

- **QUEIJOS:** os mais amarelos costumam ser os mais gordurosos. O requeijão e a manteiga também devem ser consumidos com critério, pois contêm gordura saturada.

Vale lembrar que mesmo alimentos saudáveis, como frutas e verduras, não devem ser consumidos de forma exagerada, pois qualquer excesso pode elevar a carga glicêmica, aumentando, assim, o risco de inflamações. Na dúvida, busque refeições diversificadas e balanceadas.

Principais alimentos anti-inflamatórios

- **VEGETAIS:** brócolis, abacate, cebola, gengibre, alho, repolho, entre outros.

- **FRUTAS:** frutas vermelhas e cítricas.

- **TEMPEROS:** salsa, orégano, manjericão, coentro, cúrcuma, alho.

- **ÓLEOS VEGETAIS:** azeite e outros óleos prensados a frio, como os de linhaça e de gergelim.

▸ **CASTANHAS:** todos os tipos, mas atenção: elas devem ser consumidas com moderação, pois apesar de muito nutritivas, são bastante calóricas.

▶ ERROS ALIMENTARES MAIS COMUNS (E COMO CORRIGI-LOS)

ERRO	CORREÇÃO
Alto consumo de carboidratos simples.	Aumentar o consumo de carboidratos complexos, como grãos integrais.
Alto consumo de proteína animal (aumenta, principalmente, o ácido úrico).	Reduzir o consumo de carnes e aumentar o consumo de vegetais ricos em proteína (grão-de-bico, lentilha, ervilha, cogumelos, algas).
Baixo consumo de vitaminas.	Estimular o consumo de frutas e verduras.
Baixo consumo de minerais e oligoelementos.	Aumentar o consumo de verduras de cor verde-escura.
Dieta pobre em fibras.	Consumir ao menos 20 g de fibras por dia.
Baixo consumo de líquidos.	Beber ao menos 2 litros de líquido por dia, de preferência água.
Alto consumo de gorduras saturadas.	Consumir óleos saudáveis, como os óleos vegetais prensados a frio.

▶ FATORES QUE AUMENTAM O ESTRESSE OXIDATIVO

O estresse oxidativo é resultado da ação deletéria dos radicais livres sobre as células e tecidos do corpo. Entre os principais fatores que o estimulam, estão:

▸ má-alimentação;

▸ cigarro;

▸ álcool;

- drogas;

- poluição ambiental;

- estresse;

- agrotóxicos;

- metais pesados.

▶ PRINCIPAIS EXAMES PARA CONTROLAR O PESO

- **PARA IDENTIFICAR RISCO CARDÍACO:** apolipoproteína A e B, colesterol total e frações (HDL, LDL e VLDL), fibrinogênio, homocisteína e proteína C reativa (PCR).

- **PARA IDENTIFICAR RISCO DE DIABETES:** glicemia de jejum, hemoglobina glicada, insulina. No caso desses exames, é importante avaliar a relação entre os três para ter uma abordagem preventiva.

▶ O QUE É FIBROMIALGIA?

Por definição, a fibromialgia é uma síndrome reumatológica que afeta a musculatura, causando dores em todo o corpo. Essas dores estão associadas a outros sintomas, como cansaço, alterações do sono, distúrbios intestinais, depressão e ansiedade. Acomete 2% da população mundial, sendo mais frequente em mulheres.

Em minha experiência tratando a fibromialgia, percebi que os pacientes apresentam uma grande fadiga na glândula adrenal. Como a adrenal está relacionada ao estresse, é comum que indivíduos que vivem ou viveram situações muito estressantes desenvolvam uma fadiga da glândula, que desencadeia, então, os sintomas comuns da fibromialgia.

Além desses fatores, a disbiose intestinal também colabora para o estresse adrenal.

▶ O QUE É DISBIOSE INTESTINAL?

A disbiose intestinal pode ocorrer quando há um acúmulo de bactérias patógenas no intestino, o que contribui para a desorganização da flora bacteriana. Entre os sintomas mais comuns estão dores abdominais, gases, diarreia e constipação, além de outros menos comuns como dores de cabeça, acne, alergias e até asma. Esses sintomas costumam desaparecer após o tratamento da disbiose.

▶ QUAL A FUNÇÃO DA INSULINA?

A insulina é o hormônio responsável por transportar a glicose até as células a fim de que estas produzam energia. Se o corpo não produz insulina o insuficiente, os níveis de glicose aumentam no sangue, mas ela não se transforma em combustível porque a função de transporte é prejudicada.

A insulina é fundamental para o funcionamento do corpo, mas, assim como sua falta, seu excesso também é prejudicial, causando problemas como hipoglicemia, inflamações crônicas (neuropatias diabéticas, por exemplo) e até aumento dos riscos de câncer.

AGRADECIMENTOS

À Sophia Nogueira, por traduzir em beleza e arte meus conhecimentos e palavras, tornando-os acessíveis a todos.

Ao Joselito, pela generosidade em compartilhar e investir seus conhecimentos em mim.

Aos familiares, amigos e pacientes, pela motivação constante.

E a todos que colaboraram com a execução deste livro.

REFERÊNCIAS

BALCH, James; STENGLER, Mark. *Tratamentos naturais: um guia completo para tratar problemas de saúde com terapias naturais*. Rio de Janeiro: Elsevier, 2005.

CARREIRO, Denise M. *O ecossistema intestinal na saúde e na doença*. São Paulo: Paulo Sérgio Carreir, 2014.

DELVIN, Thomas M. (Coord.). *Manual de bioquímica com correlações clínicas*. Trad. da 6. ed. americana. São Paulo: Blucher, 2007.

FREIRE, Anaflávia de O. *Síndrome da apneia obstrutiva do sono e ronco*. São Paulo: Center AO, 2010.

HALL, John. E. *Perguntas e respostas em fisiologia*. 3. ed. São Paulo: GEN, 2020.

HALL, John E. *Tratado de fisiologia médica*. 13. ed. São Paulo: GEN, 2017.

NEGRÃO, Carlos E.; BARRETTO, Carlos C.; RONDON, Maria U. P. B. *Cardiologia do exercício: do atleta ao cardiopata*. Barueri: Manole, 2020.

OLSZEWER, Efrain; JALDIN, Carlos *et al. Visão da prática ortomolecular na obesidade*. São Paulo: APES, 2008.

OLSZEWER, Efrain; TERUYA, João R. N. *Terapia nutricional parenteral em ortomolecular*. 2. ed. São Paulo: FAPES, 2019.

SMITH, Colleen; MARKS, Allan D.; LIEBERMAN, Michael. *Bioquímica médica básica de Marks: uma abordagem clínica*. 2. ed. Porto Alegre: Artmed, 2007.

WILMORE, Jack H.; COSTILL, David L.; KENNEY, W. Larry. *Fisiologia do esporte e do exercício*. Barueri: Manole, 2009.

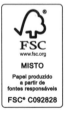
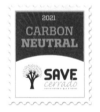

Este livro foi composto com tipografia Adobe Garamond Pro
e impresso em papel Off-White 80 g/m² na Formato Artes Gráficas.